D1723840

Abenteuer Pharmazie
Der MEDI-LEARN Studienführer

Hersteller & Herausgeber:
MEDI-LEARN Verlag GbR, Dorfstraße 57, 24107 Ottendorf
Tel. 0431/78025-0, Fax 0431/78025-262
E-Mail: redaktion@medi-learn.de, www.medi-learn.de

Autoren: Imke Heyer, Hanna Petersen, Denise Drdacky
Layout und Satz: Kristina Junghans, Lisa Seibert
Illustration: Daniel Lüdeling, Dr. Günter Körtner
Lektorat: Dr. Marlies Weier, Jens Plasger, Christian Weier
Druck: Löhnert Druck, Leipzig

1. Auflage 2015
ISBN: 978-3-95658-024-6
© 2015 MEDI-LEARN Verlag GbR, Kiel

Wichtiger Hinweis für alle Leser

Die Pharmazie ist als Naturwissenschaft ständigen Veränderungen und Neuerungen unterworfen. Sowohl die Forschung als auch klinische Erfahrungen führen dazu, dass der Wissensstand ständig erweitert wird. Dies gilt insbesondere für medikamentöse Therapie und andere Behandlungen. Alle Dosierungen oder Angaben in diesem Buch unterliegen diesen Veränderungen.

Obwohl das MEDI-LEARN Team größte Sorgfalt in Bezug auf die Angabe von Dosierungen oder Applikationen hat walten lassen, kann es hierfür keine Gewähr übernehmen. Jeder Leser ist angehalten, durch genaue Lektüre der Beipackzettel oder Rücksprache mit einem Spezialisten zu überprüfen, ob die Dosierung oder die Applikationsdauer oder -menge zutrifft. Jede Dosierung oder Applikation erfolgt auf eigene Gefahr des Benutzers. Sollten Fehler auffallen, bitten wir dringend darum, uns darüber in Kenntnis zu setzen.

Das vorliegende Werk ist in all seinen Teilen urheberrechtlich geschützt. Alle Rechte sind vorbehalten, insbesondere das Recht der Übersetzung, des Vortrags, der Reproduktion, der Vervielfältigung auf fotomechanischen oder anderen Wegen und Speicherung in elektronischen Medien.

Ungeachtet der Sorgfalt, die auf die Erstellung von Texten und Abbildungen verwendet wurde, können weder Verlag noch Autor oder Herausgeber für mögliche Fehler und deren Folgen eine juristische Verantwortung oder irgendeine Haftung übernehmen.

Inhaltsverzeichnis

Eigener Herd ist Goldes wert   43

Ohne Moos nichts los   51

Endlich geht es los!   62

Nicht gleich die Buchhandlung plündern!   68

Das Pharmaziestudium 73

Das Praktische Jahr 107

Auf Nummer sicher gehen 118

Über den Tellerrand schauen 128

Erläuterung der Symbole

Unser Tipp: Passend zum Thema findest du einen hilfreichen Tipp für das Studium.

Zusammenfassung: Diese Kästen bieten dir am Ende eines Themas eine kurze Zusammenfassung der einzelnen Kapitel.

Surftipp: Diese Kästen beinhalten interessante Internetlinks zum Thema.

Gelauscht: Diese Kästen beinhalten interessante Themen aus unseren Foren.

Infokasten: Diese Kästen beinhalten eine Info zum Thema, die es sich zu merken lohnt.

Dieses Symbol steht für ein Interview zum jeweiligen Thema, wie z. B. zu einem Praktikum.

Dieses Symbol steht für ein Bericht zum jeweiligen Thema, wie z. B. zu einem Praktikum.

Vorwort: Abenteuer Pharmazie

Das Studium ist die vielleicht schönste Zeit des Lebens. Das klingt zwar im ersten Moment pathetisch, aber: Fast jeder, der auf sein Studium zurückblickt und mitten im Berufsleben steht, denkt mit Freude an die guten alten Uni-Zeiten zurück.

Stress? Prüfungsdruck? Zweifel, ob das alles das Richtige ist? Klar, mit diesen Dingen beschäftigt sich jeder Student irgendwann einmal. Egal, ob er nun Skandinavistik studiert, Ingenieurwesen oder Pharmazie, wie du es beabsichtigst. Pharmazie gehört dabei sicherlich zu den Fächern, in denen ganz besonders viel von dir verlangt wird, du besonders in die Verantwortung genommen wirst.

Aber darin steckt auch eine Chance, seine Persönlichkeit zu entwickeln. Denn neben der fachlichen Ausbildung ist die Selbstentwicklung das Wichtigste, das dir die Uni bieten kann. Und das anspruchsvolle Berufsbild des Apothekers bedarf einer verantwortungsvollen Persönlichkeit.

Am Anfang stehst du mit ein paar Unterlagen, einem Notizblock, einem Stift und vielleicht mit einem komischen Gefühl im Bauch vor einem großen Gebäude. „Hier soll ich also die nächsten Jahre meines Lebens verbringen?" – so oder ähnlich könnte deine innere Stimme fragen.

Ganz abnehmen kann dir diese mitunter schwierige Anfangssituation freilich niemand. Aber wir von MEDI-LEARN möchten dir mit dem vorliegenden Studienführer helfen, den Start in das Pharmaziestudium etwas leichter zu bewältigen.

Deswegen beschäftigen wir uns am Anfang des Buches erst einmal in wichtigen Grundzügen – bevor es dann in den späteren Kapiteln „ans Eingemachte" geht – mit dem Studium der Pharmazie und dem späteren Beruf des Apothekers. Wie sehen der studentische und später der Alltag des Apothekers eigentlich aus? Neben studentischen Erfahrungsberichten zeigen wir dir die verschiedenen Nischen, in denen du dich nach dem Studium beruflich engagieren kannst, und geben dir vielfältige, authentische Einblicke.

Danach geht es um die Bewerbung für das Pharmaziestudium bei der Stiftung Hochschulstart, die zentral alle Studienplätze verteilt. In diesem Teil erfährst du, wie das Verfahren funktioniert und wie du bei der Wahl deiner favorisierten Studienorte vorgehen solltest.

Sicher interessiert dich auch, was du in den einzelnen Fächern lernen wirst. Logisch, von der Pharmakologie hast du sicher schon gehört, doch was passiert dort eigentlich? Wir verraten es dir für dieses Fach und weitere wichtige Fächer im Studium.

Im letzten Teil des Buches stehen die einzelnen Standorte im Vordergrund, an denen Pharmazie studiert werden kann. Eine eigens durchgeführte Umfrage unter den Studenten in diesen Städten liefert dir bei der Auswahl deines Studienortes zusätzliche Entscheidungshilfen aus „berufenem Munde": Denn Rankings und Reputation sind schön und gut – doch nichts ist wertvoller als die Meinung derjenigen, die sich selbst in der Ausbildung zum Pharmazeuten befinden, an der jeweiligen Uni studieren oder bis vor kurzem dort studiert haben. Diese „studentische" Sichtweise wird unserer Meinung nach in vielen Ratgebern zum Pharmaziestudium vernachlässigt. Wir hoffen, diese Lücke mit dem vorliegenden Buch schließen zu können. Auch in den anderen Bereichen des Buches lassen wir immer wieder Pharmaziestudenten selbst zu Wort kommen. Natürlich sind auch unsere eigenen Erfahrungen und Erlebnisse in die Beschreibungen mit eingeflossen.

Du wirst im Verlauf des Buches feststellen, dass relativ viele Verweise zu Onlineseiten auftauchen. Der Grund: MEDI-LEARN ist eine der größten Online-Communities für Studenten der Medizin, Veterinärmedizin und Pharmazie im deutschsprachigen Internet. Neben Informationen und Berichten rund um das Pharmaziestudium findest du bei uns zahlreiche Foren, in denen Studenten der verschiedenen Fachrichtungen, aber auch Schüler und Absolventen miteinander in Dialog treten.
Doch nun genug der Vorworte, viel Spaß beim Lesen!

Imke Heyer – Hanna Petersen – Denise Drdacky

Christian Weier – Jens Plasger

Kiel, im Oktober 2015

Aus allererster Hand:
Wer steckt hinter dem Buch?

Hanna Petersen, Jahrgang 1988, studierte von 2009 bis 2014 Pharmazie an der CAU in Kiel. Hanna absolviert derzeit ihr Praktisches Jahr in einer Apotheke in Kiel. Von Juli bis September 2014 arbeitete sie an dem Buch „Abenteuer Pharmazie" mit.

Imke Heyer, Jahrgang 1988, studierte von 2009 bis 2015 Pharmazie an der Christian-Albrechts-Universität zu Kiel. Seit 2014 ist sie bei MEDI-LEARN für das Communitymanagement im Bereich Pharmazie tätig. Derzeit absolviert sie ihr Praktisches Jahr in einer öffentlichen Apotheke.

Denise Drdacký, Jahrgang 1982, studiert an der Universität zu Lübeck Humanmedizin. Seit 2003 ist sie aktives Mitglied der MEDI-LEARN Foren, deren Betreuung sie mittlerweile mit übernommen hat. Außerdem ist sie seit einiger Zeit Mitglied der MEDI-LEARN Redaktion in Kiel, organisiert u. a. Offlinetreffen für Forenmitglieder und vertritt die „studentische Sichtweise" im Team.

Christian Weier, geboren 1976, studierte von 1996 bis 2003 in Magdeburg und Kiel Humanmedizin. Bereits neben dem Studium baute er eine deutschlandweite Webseite für Medizinstudenten auf. Seit 2001 leitet er die Online-Redaktion und den Verlagsbereich von MEDI-LEARN. Seine Arbeitsschwerpunkte liegen u. a. auf dem Forum, den Social Media Aktivitäten und dem Cartoonportal von MEDI-LEARN.

Jens Plasger, geboren 1971, studierte von 1991 bis 1998 in Hannover Humanmedizin. Neben seinem Studium entwickelte er einen Lernplaner für die medizinischen Staatsexamina. Seit 2001 arbeitet er in der Online-Redaktion von MEDI-LEARN, die er seit 2005 gemeinsam mit Christian Weier leitet.

Ist Pharmazie überhaupt das Richtige für mich?

Einblicke in Studium und Arbeitsalltag

„Pharmazie ist die Lehre von den Arzneimitteln, ihrer Entwicklung, Herstellung, Prüfung und Wirkung am Menschen."

So lautet die allgemeine Definition – doch helfen trockene Definitionen bei der eigenen Entscheidungsfindung wenig weiter. Ist Pharmazie das Richtige für mich? Du hast sicher schon einmal Medikamente eingenommen, doch welche Berufsfelder verstecken sich hinter der Wissenschaft rund um die Arzneimittel?

Pharmazeuten nehmen eine wichtige Mittlerfunktion zwischen Naturwissenschaften und der Medizin ein. Wenn du Lust hast, ein breitgefächertes naturwissenschaftliches Studium mit einem Heilberuf zu verbinden, dann ist Pharmazie eine gute Wahl.

Pharmazie gleich Apotheke?

Nein, die „klassische" Arbeit in der Apotheke ist nur eine Möglichkeit unter vielen. Mit dem Abschluss der Ausbildung stehen dir weitaus mehr Tätigkeitsfelder offen. Pharmazeuten arbeiten in Industrie und Forschung, in Krankenhausapotheken, im Sanitätsdienst der Bundeswehr, bei Krankenkassen, in der Verwaltung, in verschiedenen Instituten oder in der Lehre, z. B. an PTA-Schulen.

Du merkst, der Beruf als Pharmazeut ist auf den zweiten Blick vielfältiger als gedacht. Doch auf das Studium bezogen solltest du dich fragen: Kann ich gleichzeitig Interesse an mehreren Fächern wie Chemie, Biologie, Physik und Medizin aufbringen? Das Pharmaziestudium ist sehr von Chemie geprägt, verschult und nicht immer ein Zuckerschlecken. Du studierst mindestens acht Semester an einer Universität und absolvierst anschließend zwei Semester eine praktische Ausbildung, das so genannte Praktische Jahr, bevor du dich endlich Apotheker nennen darfst. Schwerpunkte bilden die Fächer Pharmakologie, Technologie, Klinische Pharmazie, Biologie und Chemie. Du solltest vor dem Studium mit ausreichend Motivation gewappnet sein, um die Fülle an Lernstoff bewältigen zu können. Natürlich kannst du dir deiner Sache zu diesem Zeitpunkt nicht völlig sicher sein. Wenn du nach einiger Zeit merkst, dass es doch nicht das Richtige ist, kannst du immer noch wechseln – und dann solltest du es auch tun. Denn nur, wer mit Freude dabei ist, kann langfristig auch gute Arbeit leisten.

Das Studium

Zeitaufwendig, anstrengend – aber sehr praxisorientiert

Viele vergleichen das Pharmaziestudium mit einem Eilzug, in den du im ersten Semester einsteigst und dann acht Semester lang durch ein geballtes Wissen sowie unzählige Laborpraktika rauschst. Keine Frage, die Fahrt wird niemals langweilig, weil ein vielseitiges Fächerspektrum auf dich wartet. Aber du solltest gut getankt haben, damit dir zum Ende hin nicht der Treibstoff ausgeht. Denn den wirst du brauchen! Pharmazie zu studieren heißt nämlich, viel Wissen in sehr kurzer Zeit aufzunehmen, einen vollen Stundenplan zu haben und Disziplin beim Lernen zu beweisen. Das klingt erstmal hart und trocken. Kannst du dich aber für ein sehr praktisches Studium begeistern, dann versüßen dir die vielen Laborpraktika auch den Berg an Theorie.

SURFTIPP

Auswahlgrenzen

Weitere Informationen zu Bewerberzahlen findest du unter:
* www.hochschulstart.de

Den Studiengang Pharmazie kannst du in Deutschland nur an einer Universität studieren. Wie für alle Studiengänge an einer Hochschule brauchst du das Abitur. Da es nur eine begrenzte Anzahl an Studienplätzen gibt, ist das Studium zentral zulassungsbeschränkt und du musst dich über hochschulstart.de bei der Stiftung für Hochschulzulassung bewerben. Viele Universitäten lassen den Studienbeginn zum Winter- und zum Sommersemester zu. Die Auswahl erfolgt zunächst über die Abiturnote und die Wartezeit. Ein großer Teil der Plätze wird dann über ein Auswahlverfahren der gewünschten Hochschule vergeben. Einige Universitäten berücksichtigen neben der Abiturnote auch Faktoren wie z. B. die Noten in naturwissenschaftlichen Fächern oder eine abgeschlossene Berufsausbildung. Zum Sommersemester liegen die Auswahlgrenzen in der Regel etwas höher. Je nach Bundesland reicht ein Abiturschnitt von 1,4 bis 2,5.

Acht Semester durch Grund- und Hauptstudium

Pharmazie ist (noch) nicht auf das Bachelor-/Mastersystem umgestellt, sondern wird mit einem Staatsexamen abgeschlossen. Insgesamt dauert das Studium in der Regelstudienzeit acht Semester, was aber nicht heißt, dass du alles in acht Semestern schaffen musst. Viele Studenten brauchen etwas länger. Die ersten vier Semester stellen das Grundstudium dar und werden mit dem Ersten Staatsexamen abgeschlossen. Bevor du dich jedoch zum Ersten Staatsexamen anmeldest, musst du noch eine Famulatur von insgesamt acht Wochen vorweisen können, die du in den Semesterferien absolvierst. Mindestens vier Wochen davon verbringst du in einer öffentlichen Apotheke. Nach dem ersten Examen geht es mit weiteren vier Semestern auf ins Hauptstudium, das wieder mit einem Examen (dem Zweiten Staatsexamen) beendet wird. Im Grundstudium musst du dich noch durch viele naturwissenschaftliche Grundlagen kämpfen, während das Hauptstudium zunehmend „pharmazeutischer" wird und wirklich das Arzneimittel, seine Herstellung und Anwendung in den Vordergrund rückt.

Anschließend das Praktische Jahr

Mit bestandenem Zweitem Staatsexamen bist du mit dem universitären Teil der Ausbildung fertig. Jetzt wartet das Praktische Jahr (PJ) auf dich. In diesen zwölf Monaten musst du mindestens sechs Monate am Stück in einer Apotheke in Deutschland verbringen. Das andere halbe Jahr kann wahlweise in anderen pharmazeutischen Bereichen, auch außerhalb Deutschlands, wie z. B. in einem Pharma-Unternehmen, der Krankenhausapotheke oder in einem Arbeitskreis an einer Universität erfolgen. Nach dem PJ legst du das dritte und damit letzte Staatsexamen ab und darfst damit die Approbation zum Apotheker beantragen. Im Anschluss ist eine Promotion oder auch die Weiterbildung zum Fachapotheker möglich, aber keine Pflicht.

Berufsbilder für Pharmazeuten

Apotheke: mehr als akademischer Schubladenzieher

Ein Großteil der Absolventen entscheidet sich nach dem Studium für die öffentliche Apotheke. Kein Wunder, denn der Beruf des Apothekers ist abwechslungsreich, zukunftsweisend und familienfreundlich. Der Frauenanteil liegt bei ca. 71 % (Stand: Ende 2015, Quelle ABDA).

Im Vordergrund steht die intensive Beratung der Kunden. Bevor Patienten zum Arzt gehen, steuern sie immer häufiger die Apotheke als erste Anlaufstelle bei Gesundheitsbeschwerden an. Für den Apotheker ergibt sich daraus eine

Funktion als Lotse durch den Medikamentendschungel. Um in der öffentlichen Apotheke glücklich zu werden, sollte es dir daher nicht an Kommunikationsfähigkeit, Einfühlungsvermögen und Freude am Kundenkontakt fehlen. Neben der beratenden Funktion kommen auch organisatorische Aufgaben wie Dienst- und Urlaubsplanung, die Aufsicht und Verantwortung über das Handeln der anderen Mitarbeiter z. B. PTAs /PKAs (**p**harmazeutisch-**t**echnische/**k**aufmännische **A**ssistenten) und auch nicht wenig „Papierkram" auf dich zu. Es müssen zudem Spät- und Nachtdienste geleistet werden. Nach zweijähriger Berufserfahrung in der Apotheke hast du die Möglichkeit, eine eigene Apotheke zu eröffnen oder zu übernehmen. Dazu brauchst du natürlich das nötige Kapital, ungefähr in der Größenordnung einer Eigentumswohnung. In diesem Fall würdest du selbst einen kleinen Betrieb führen und auch unternehmerische Entscheidungen treffen müssen.

Die Arbeitszeit beträgt maximal 40 Stunden pro Woche und ist tariflich geregelt. Sie ist natürlich von den Öffnungszeiten der Apotheke abhängig, die z. B. in einer Centerapotheke schon mal bis 20 Uhr gehen können. Gerade in der öffentlichen Apotheke lassen sich aber auch gut Teilzeitstellen finden.

Krankenhausapotheke: weniger Kundenkontakt

Wer auf zu viel Kundenkontakt keine Lust hat, für den könnte die Krankenhausapotheke eine gute Alternative sein. Die Stellen sind hier jedoch stärker begrenzt. Hauptsächlich steht die Versorgung des Krankenhauses im Vordergrund. Es kann vorkommen, dass der Apotheker mit auf Visite geht und eine spezielle Medikation direkt am Krankenbett bespricht. Eine weitere Aufgabe ist das Herstellen von Zytostatika- und anderen sterilen Zubereitungen. Ein Doktortitel ist hier gerne gesehen.

Pharmaindustrie

In der Industrie gibt es teilweise eine Konkurrenz etwa zu Chemikern und Biologen, aber einige Stellen sind genau auf Pharmazeuten zugeschnitten. Wenn dich besonders die Technologie (also die Arzneimittelherstellung) interessiert, dann warten in der Industrie interessante Arbeitsfelder auf dich. Das können Jobs in Herstellung, Forschung und Entwicklung, Arzneimittelzulassung und -sicherheit, Marketing oder Qualitätskontrolle sein. Einen klar definierten Industriepharmazeuten gibt es nicht. Je nach Unternehmen sind gute Englischkenntnisse, ein Hang zur Genauigkeit, zum Tüfteln und auch die Fähigkeit, Niederlagen wegstecken zu können, gefragt. Ein Doktortitel ist nicht zwangsläufig notwendig, wird dir aber bei der Stellensuche sehr zum Vorteil werden.

Job in der Lehre oder bei einer Krankenkasse

Als Pharmazeut kannst du auch unterrichten, zum Beispiel an PTA-Schulen, oder an Hochschulen in Forschung und Lehre arbeiten. Krankenkassen bieten ebenfalls interessante Einsatzmöglichkeiten. Die Beratung der Versicherten sowie Ärzte über Arzneimittel oder die Erarbeitung von Rabattverträgen können Teil dieser Arbeit sein.

UNSER TIPP

Praktikum absolvieren

Am besten sind natürlich Informationen aus erster Hand. Unterhalte dich deshalb mit Apothekern und Pharmazeuten, wenn es irgendwie möglich ist. Mache lieber ein Praktikum vor dem Studium, auch wenn es nur ein einziger Tag ist. Ein persönlicher Einblick in den Arbeitsalltag ist oft wertvoller als jeder Studienratgeber.

Berufsaussichten

Für Apotheker herrscht weitgehend Vollbeschäftigung, und die Arbeitslosenquote ist mit unter 2,5 % vergleichsweise gering. Durch eher wenig Nachwuchs und wegen der anrollenden Rentenwelle 2020 soll das auch so bleiben. Nicht mehr ganz so rosig sind die Aussichten, wenn man auf die Bezahlung schaut. Die ist im Vergleich etwa zu Ärzten eher mäßig, aber dennoch nicht schlecht. Laut Tarifvertrag verdienen angestellte Apotheker in einer öffentlichen Apotheke im 1. Jahr 3.222 € brutto pro Monat. Im 2. Jahr sind es dann schon 3.324 € und ab dem 6. Berufsjahr sogar 3.572 €. In der Krankenhausapotheke oder in der Industrie können die Gehälter deutlich höher liegen.

Was aber noch viel wichtiger ist: Du solltest dein Studium nicht nach Arbeitsmarktprognosen oder Gehältern aussuchen. So gut die Prognosen auch sein mögen: Sie unterliegen Zyklen und sollten mit einer gesunden Portion Skepsis betrachtet werden. Viel entscheidender ist, dass du das Pharmaziestudium aus eigener Überzeugung machst. Nur so kannst du erfolgreich sein und auf lange Sicht Freude an deiner Arbeit haben.

Frage den Apotheker!

Wenn man sich – wie du – ernsthaft mit der Frage beschäftigt, ob Pharmazie das richtige Studienfach bzw. später der richtige Beruf für dich ist, solltest du dich am besten mit jemandem unterhalten, der das Studium bereits hinter sich hat und als Apotheker tätig ist. Falls du keinen Pharmazeuten/ Apotheker in der Verwandtschaft oder im Bekanntenkreis hast, könntest du z. B. einen Apotheker beim nächsten Besuch in der Apotheke fragen. Die meisten geben ihre Erfahrungen und Erinnerungen gerne weiter.

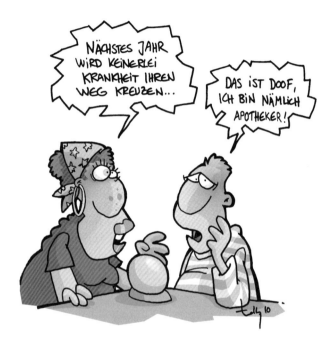

Mehr Cartoons unter: www.medi-learn.de/cartoons

ZUSAMMENFASSUNG

Ist Pharmazie überhaupt das Richtige für mich?

Pharmazie – eine interdisziplinäre Wissenschaft

Der klassische Weg nach einem Pharmaziestudium führt immer noch in die öffentliche Apotheke (Offizin). Daneben gibt es auch einige andere spannende Berufsmöglichkeiten für Pharmazeuten z. B. in der Industrie. Als Querschnittsfach zwischen den Naturwissenschaften und der Medizin erwartet dich ein interessantes, aber auch sehr herausforderndes Studium. Mit einer guten Portion Interesse und Motivation wirst du leichter durchs Studium kommen.

Pharmaziestudium – ein Vollzeitjob

Morgens Vorlesung, nachmittags Labor und abends Protokolle schreiben. So sieht ein typischer Tag im Leben eines Pharmaziestudenten aus. Obwohl die Pharmazie „nur" die Wissenschaft der Arzneimittel ist, kommen ein breitgefächertes Wissen und viel Chemie auf dich zu. Aber keine Sorge – dafür hält sich das Studium mit acht Semestern Regelstudienzeit in einem überschaubaren zeitlichen Rahmen.

Erst kommt die Theorie

Im Grundstudium erwartet dich vor allem ein Rundumschlag durch die Naturwissenschaften: Chemie, Biologie, Physik und etwas Mathe sowie Anatomie und Physiologie stehen auf dem Programm. Trotzdem wird es nicht trocken. Einen großen Teil der Zeit nehmen praktische Veranstaltungen ein, in denen du mit Kittel und Schutzbrille im Labor experimentierst.

Acht Semester, drei Staatsexamen und ein Praktisches Jahr

Nach acht Semestern an der Uni kommt das Praktische Jahr. Wie der Name schon sagt, gehst du für ein Jahr in die Berufspraxis. Es ist Pflicht, davon mindestens sechs Monate in einer öffentlichen Apotheke in Deutschland zu absolvieren. Im Anschluss an das PJ legst du das Dritte Staatsexamen ab und kannst die Approbation zum Apotheker beantragen.

Gute Berufsaussichten

Auch wenn die guten Berufsaussichten nicht der entscheidende Faktor bei deiner Studienwahl sein sollten, sind sie nicht ganz unerheblich und eine gute Motivation in stressigen Lernphasen. Der Arbeitsmarkt für Pharmazeuten ist gut und du hast später die Wahl, ob du dich für eine Stelle in oder außerhalb der Apotheke entscheidest.

Wo studiere ich am besten?

Verschiedene Uni-Typen für verschiedene Studenten-Typen
Wo studiere ich am besten?

Ist die Entscheidung für das Pharmaziestudium prinzipiell gefallen, stellt sich sehr schnell die Frage, wo man am liebsten studieren würde. Allerspätestens beim Ausfüllen der Onlinebewerbung der „Stiftung für Hochschulzulassung" (SfH) gilt es diese Frage zu beantworten. Neben taktischen Überlegungen, die später im Detail erläutert werden, spielen Aspekte wie Größe, Ansehen der Uni und natürlich die Stadt eine wichtige Rolle bei der Auswahl. Wir stellen dir nun unterschiedliche Kriterien vor, die bei der Wahl des Studienortes eine Rolle spielen können. Was davon im Einzelfall für dich zutrifft und wichtig ist, musst du persönlich entscheiden – wir können nur die grobe Richtung und ein wenig Orientierung vorgeben.

Viel Selbstständigkeit, aber auch viele Möglichkeiten
Die große Uni

Was zeichnet eine große Uni aus? Erfahrungsgemäß werden hier mehr fakultative (freiwillige) Zusatzveranstaltungen angeboten, sodass nicht nur das Pflichtprogramm absolviert werden kann, sondern auch zahlreiche Möglichkeiten bestehen, „nach links und rechts" zu gucken und nach Interesse weitere Veranstaltungen zu belegen. Das breite Themenspektrum bedeutet auch bei der späteren Suche nach einer Doktorarbeit zusätzliche Wahlmöglichkeiten. Die großen Unis verlangen oftmals mehr Selbstständigkeit von ihren Studenten. An einer großen Universität herrscht etwas größere Anonymität: Häufig kennen sich Dozenten und Studenten nur flüchtig. Nicht selten sieht man den Dozenten in der Abschlussprüfung zum ersten Mal, oder der Professor kann sich in seiner Sprechstunde nicht auf Anhieb daran erinnern, dass du schon einmal bei ihm im Seminar warst. Ob die größere Anonymität nun positiv oder negativ zu bewerten ist, hängt natürlich von deinen persönlichen Vorlieben ab. Befindet sich die große Uni in einer entsprechend großen Stadt, gibt es hier natürlich auch ein breiteres Kultur- und Freizeitangebot als an kleineren Standorten.

Zu den großen Pharmazie-Standorten (ca. 200 Zulassungen pro Jahr) zählen unter anderem Bonn, Frankfurt am Main, Halle an der Saale, Marburg und München. Du findest diese und weitere Unis im zweiten Teil dieses Buches ab Seite 162 vorgestellt.

Das verschulte Studium mit dem persönlichen Touch
Die kleine Uni

Und was zeichnet die kleine Uni aus? Hier kennt man sich, die Atmosphäre ist oft familiär. Es ist normal, dass dich die Dozenten mit deinem Namen ansprechen! Durch den engeren Kontakt, auch zu den anderen Studenten, lassen sich viele Probleme des Studienalltags recht einfach lösen. Wegen der übersichtlichen Studentenzahl sind die Dozenten hier gerne bereit, ein Gespräch auf dem Gang zu führen und die Kommunikationswege sind insgesamt kürzer als an großen Fakultäten. Das Studiensystem ist an kleinen Standorten häufig verschulter: Zu Beginn des Semesters wird ein Stundenplan veröffentlicht, an den du dich mehr oder weniger zu halten hast. An den kleineren Standorten ist die Wohnungssituation meist entspannter, sodass du leichter eine gute und günstige Wohnung findest. Da das Freizeitangebot sich in überschaubaren Dimensionen abspielt, ist auch hier die Chance, außerhalb der Uni Mitstudenten zu treffen, recht groß. Zu den kleinen Unis (ca. 50 Zulassungen pro Jahr) zählen zum Beispiel Saarbrücken, Leipzig, Erlangen und Jena.

3 x Umsteigen oder 3 Schritte bis zur nächsten Veranstaltung?
Campus-Uni oder dezentrale Uni?

Ein Punkt bei der Ortswahl ist auch die Frage, ob du an einer insgesamt großen oder kleinen Uni studieren möchtest. Groß und klein – das hängt einerseits von der Größe der Stadt ab, andererseits von den Strecken, die du zwischen den einzelnen Veranstaltungsorten zurückzulegen hast: „Alles in einer Straße" oder „Weit über die Stadt verstreut" – man unterscheidet also grob zwei Uni-Typen: die Campus-Uni und die dezentrale Uni.

 Lisa studiert Pharmazie an der CAU Kiel. „In Kiel gibt es ein eigenes pharmazeutisches Institut. Dies liegt zwar etwas abseits vom Hauptcampus, aber dafür haben wir unsere Ruhe. Nachteil: Der Weg in die Mensa oder zur Uni-Verwaltung ist etwas weiter. Im Grundstudium haben wir einige Veranstaltungen an anderen Instituten, z. B. dem chemischen oder physikalischem Institut, die aber schnell in zehn Minuten mit dem Fahrrad erreicht sind. Ab dem Hauptstudium findet fast alles am eigenen pharmazeutischen Institut statt, sodass die Wege kürzer werden. Ich finde es sehr angenehm, dass die Pharmazie in Kiel ihr eigenes Institut hat und nicht an andere Fachbereiche wie die Chemie angegliedert ist."

Hendrik hingegen studiert in Jena. Hier sieht es ganz anders aus: Die verschiedenen Fachbereiche der Pharmazie sind über die Stadt verteilt. Demzufolge müssen wir in den Pausen quer durch die Stadt rennen (Betonung liegt auf rennen), einfach weil die Wege so lang sind. Hier bleibt man als Pharmaziestudent zwar fit, aber es vermiest einem auch schon mal die Laune, wenn eine Mittagspause wieder fürs Pendeln draufgeht.

Leidet die Lehre unter guter Forschung?
Die „renommierten" Universitäten

Wenn man jemanden fragt, wo es Pharmazie als Studienfach gibt, werden häufig als erstes Frankfurt, Marburg oder Heidelberg genannt. Weitere namhafte Uni-Standorte wie München, Tübingen oder Berlin folgen.

Der gute Ruf dieser Unis basiert häufig darauf, dass sie schon sehr lange bestehen, sehr gute Forschungsergebnisse publizieren oder aufgrund des netten Studentenlebens bei den Studenten beliebt sind. Für denjenigen, der sich später auf einem Gebiet wie zum Beispiel der Technologie oder in der klinischen Pharmazie spezialisieren möchte, ist es sicherlich sinnvoll, eine solche Uni mit hoher Reputation anzuvisieren – zumindest für den zweiten Studienabschnitt.

UNSER TIPP
Die Qual der Wahl

Informationen über die gewünschte Uni erhältst du natürlich am besten vor Ort, z. B. bei den Fachschaften. Dort kannst du dich mit Studenten der Uni unterhalten und einiges an Tipps einholen, was die Uni, den Studiengang und die Stadt betrifft. Ein Besuch ist also mehr als empfehlenswert!

Die Links zu den Homepages der Fachschaften findest du auf den Seiten der pharmazeutischen Fakultäten aller Universitäten oder im „Lokalteil" dieses Buches zu den Unistädten ab Seite 162.

Doch was nützen dir als Uni-Anfänger die guten Forschungsergebnisse einer Uni, wenn du vor allem erst einmal gut durch das Studium kommen willst und deshalb ein motivierter, didaktisch kompetenter Dozent wichtiger für dich ist als einer, der sich lieber den Laborproben für seine Habilitation als seinen Studenten widmet? Tatsächlich ist es so, dass der Ruf der renommierten Unis manchmal erheblich besser sein kann als ihre Qualität in der Lehre. Besonders dann, wenn eine Universität ihren Schwerpunkt zu stark auf die Forschung legt, bleibt für die eigentliche Ausbildung wenig Zeit und Geld übrig. Im Extremfall werden dann die Studenten zur Kasse gebeten. Ein weiterer Nachteil der renommierteren Unis besteht darin, dass sie in der Regel wegen ihres Rufes sehr überlaufen sind und du nur schwer an einen der begehrten Studienplätze gelangst.

Es gilt also, die einzelnen Vor- und Nachteile nach persönlichen Vorlieben abzuwägen. Ganz frei kannst du ohnehin nicht entscheiden: Bei der Bewerbung über hochschulstart.de kannst du zwar angeben, wo du gerne studieren möchtest, eine Garantie auf diesen Ort bekommst du aber nicht. Zudem gibt es mehr Bewerber als Studienplätze. Es ist daher sehr wichtig, möglichst viel über das Vergabeverfahren für Studienplätze zu wissen, um deine realistische Chance auf den Platz auszuloten und clevere Alternativen zu berücksichtigen.

ZUSAMMENFASSUNG

Wo studiere ich am besten?

Fragen Sie Ihren Apotheker

Das Studium der Pharmazie bis hin zur Tätigkeit als Apotheker ist ein faszinierender Weg. Du wirst zu einem Arzneimittelexperten ausgebildet, wobei du dich interdisziplinär zwischen den Naturwissenschaften und der Medizin bewegst. Entscheidest du dich später für die Arbeit als Apotheker, wirst du einen Heilberuf ausüben und dein Wissen direkt an den Patienten weitergeben können. Am besten sind jedoch immer Informationen aus erster Hand. Unterhalte dich daher auf jeden Fall einmal mit Studenten und Apothekern, und vielleicht machst du sogar ein freiwilliges Praktikum in einer Apotheke.

Studieren an einer großen Uni

Ein Studium an einer großen, studentenreichen Uni bietet zahlreiche Vorteile, wie z. B. ein breites Themenspektrum und ein vielfältiges Kultur- und Freizeitangebot. Nachteile: Das Studium verläuft oft anonymer und verlangt zum Teil mehr Eigeninitiative.

Kleinere Uni-Standorte

Wem die zeitweilige Hektik in einer großen Uni-Metropole nicht liegt, und wer eher auf persönliche Kontakte, günstige Mietpreise und überschaubare Studentenzahlen statt auf breites Themenspektrum und Kultur in rauen Mengen Wert legt, der sollte die kleineren Uni-Standorte bei der Studienortwahl unter die Lupe nehmen.

Campus-Uni oder dezentrale Uni – das ist hier die Frage

An einer Campus-Uni finden sich alle Fakultätsgebäude praktischerweise zusammenliegend auf einem Uni-Gelände. Bei der dezentralen Uni hingegen sind die einzelnen Institute über die ganze Stadt verteilt.

Universitäten mit „hohem" Ansehen

Pharmazeutische Unis mit hohem Ansehen (z. B. Frankfurt am Main, Marburg oder Heidelberg) erzielen oft glänzende Forschungsergebnisse bzw. können schon auf eine sehr lange Geschichte zurückblicken. Über die Qualität in der Ausbildung ihrer Studenten sagen diese Kennzahlen nicht immer etwas aus, sodass du zur Unterstützung bei deiner Entscheidung zusätzlich auf Erfahrungen der Studenten vor Ort vertrauen solltest.

Uni-Rankings

Viele bekannte Hochschul-Ranglisten in großen Zeitschriften (sog. „Rankings") stehen als weitere Orientierungshilfe für deine Entscheidung zur Auswahl.

SfH, Auswahlverfahren oder Los

Wie bekomme ich einen Studienplatz?

Im Mai 2010 wurde die ehemalige Zentralstelle für die Vergabe von Studienplätzen (ZVS) in die Rechtsform einer Stiftung öffentlichen Rechts überführt. »hochschulstart.de« ist das Web-Portal dieser „Stiftung für Hochschulzulassung" mit Sitz in Dortmund und die zentrale Anlaufstelle für viele Studienbewerber.

Für immer mehr Unis zählen neben dem NC auch andere Kriterien wie Leistungskurse, Vorgespräche oder andere relevante Leistungen. Weil sich so viel ändert, informieren wir dich auf unserer Webseite www.medi-learn.de immer über den aktuellen Stand der Dinge, z. B. welche Kriterien im Auswahlverfahren an den Unis wichtig sind und wie die Auswahlgespräche aufgebaut sind. Darüber hinaus solltest du dich auf den Seiten von hochschulstart.de über die Auswahl- und Zuteilungswege informieren. Eines ist jedoch sicher: Um Pharmazie studieren zu können, benötigt man eine Hochschulzugangsberechtigung. Diese erlangt man in der Regel über das Abitur/Allgemeine Hochschulreife. Daneben gibt es auch andere Wege, so z. B. den fachbezogenen Hochschulzugang oder den Hochschulzugang für besonders Befähigte.

Für den Normalfall gilt: Je besser die Note, desto größer sind die Chancen, schnell einen Studienplatz zu bekommen, denn Pharmazie ist ein zulassungsbeschränktes Fach. Für Studenten mit einer „durchwachsenen" Abi-Note ist es schwieriger geworden, über den Notenschnitt einen Studienplatz zu bekommen.

Zu allererst kommt die Bürokratie:
Die Bewerbung bei hochschulstart.de

Auf den Internetseiten von hochschulstart.de findest du sämtliche Details zu den angebotenen Studiengängen und den jeweils zur Verfügung stehenden Unis. Bitte beachte dabei: Nicht alle Universitäten bieten den Studienbeginn auch zum Sommersemester an! Darüber hinaus wird auf den Internetseiten das Prozedere des Verfahrens erläutert. Die Online-Bewerbung bei hochschulstart.de ist verpflichtend; d. h. es gibt keinen „Papierantrag" mehr. Der Antrag wird über das Bewerbungssystem „AntOn" im Internet ausgefüllt und der unterschriebene Ausdruck an hochschulstart.de geschickt. Erforderliche Unterlagen (z. B. Abiturzeugnis) müssen in amtlich beglaubigter Kopie beigelegt werden. Achtung: Keine Originale mitschicken! Sehr maßgeblich ist der berühmt-berüchtigte NC, der „Numerus Clausus". Er gibt den Notendurchschnitt an, den man benötigt, um in einem bestimmten Studiengang angenommen zu werden. Er ist keine fixe, willkürlich gesetzte Zahl, sondern ergibt sich auf Grund der Konkurrenzsituation in jedem Bewerbungsverfahren neu: aus der Anzahl der Bewerber, ihren Abi-Noten sowie aus der in diesem Fach zur Verfügung stehenden Anzahl an Studienplätzen. Du kannst dich allerdings grob an den Vorjahreswerten orientieren, die unter www.medi-learn.de/AP041 zu finden sind.

Als zweite Bemessungsgrundlage fungieren die Wartesemester. Das sind die verstrichenen Semester (Halbjahre) seit Datum des Erlangens der Hochschulzugangsberechtigung, in denen nicht studiert wurde. Eine Bewerbung bei hochschulstart.de ist nicht notwendig, um Wartesemester angerechnet zu bekommen. Zur Wartezeit zählen auch Ausbildungen nach dem Abi, Bundesfreiwilligendienst, das Freiwillige Soziale Jahr und ähnliche Dienste, aber auch mehrmonatige Weltreisen, Jobben oder reines Nichtstun – also alles, was in den Bereich des Nicht-Studierens fällt. Nicht zur Wartezeit hingegen zählt folglich die Zeit, in der man an einer Uni, einer Fachhochschule/Hochschule eingeschrieben ist. Dies gilt es zu berücksichtigen, wenn nicht sofort ein Studienplatz in der Pharmazie oder ein so genanntes „Parkstudium" (zum Beispiel Chemie oder Biologie für eventuelle Schein-Anrechnungen) erwogen wird. Es mag fachliche Einblicke in pharmazeutische Teilbereiche bieten, bringt aber keine Vorteile für das hochschulstart.de-Vergabeverfahren!

Abi, Warten oder direkt – das ist hier die Frage
Die Quotenverteilung 20:20:60

Das Vergabeverfahren wird seit dem Wintersemester 2005/06 angewendet. Danach gehen 20 % der Studienplätze an die Abiturbesten, die sich ihre Wunschhochschule aussuchen können. Die nächsten 20 % der Studienplätze werden nach Wartezeit vergeben. Der Löwenanteil der Studienplätze, 60 % nämlich, wird von den Hochschulen selbst vergeben – allerdings weiterhin koordiniert über die „Stiftung für Hochschulzulassung" in Dortmund. Bevor also die Universitäten ihr eigenes Auswahlverfahren starten können, werden 40 % der Studienplätze zu gleichen Teilen nach Abiturnote und Wartezeit vergeben. Was danach mit den nun noch verbliebenen Bewerbungen geschieht, hängt von den einzelnen Bildungsinstituten ab. Durch die Änderung des Hochschulrahmengesetzes haben die Hochschulen die Möglichkeit, sich 60 % ihrer künftigen Studierenden selbst auszusuchen. Mögliche

Verfahren sind Vorstellungsgespräche, Studierfähigkeitstests, die besondere Gewichtung von Einzelnoten, die Berücksichtigung von Berufsausbildungen oder -tätigkeiten in einschlägigen Berufen (Katalog der Unis) oder praktischen Erfahrungen. Auf den Internetseiten von hochschulstart.de bzw. auf den Webseiten der Universitäten solltest du genau recherchieren, welche der Auswahlkriterien an den von dir gewünschten Hochschulen angewendet werden. Doch völlig frei in der Gestaltung der Auswahlverfahren sind die Hochschulen nicht. Die Abiturdurchschnittsnote muss – so das Hochschulrahmengesetz – weiterhin ein maßgebliches Kriterium sein. Egal, wie die Länder die Vorgabe des Bundes auslegen, eines bleibt klar: Abiturienten mit einem sehr guten Durchschnitt sind weiterhin im Vorteil gegenüber Kandidaten, die wesentlich schlechtere Noten haben. Die Chancen verbessern sich insbesondere für die Bewerber und Bewerberinnen, deren Abiturnote sonst nicht für einen Studienplatz gereicht hätte.

Drei Chancen auf einen Studienplatz
Erste Chance: Abiturbestenquote
20 % der Studienplätze je Hochschule werden an die Abiturbesten vergeben. Du kannst bei deiner Studienplatzbewerbung für die Abiturbestenquote maximal sechs Universitäten als Wunsch angeben.

1. Schritt: Auswahl
Bei der Auswahl der Abiturbesten konkurrierst du zunächst mit denjenigen um die Plätze, die im selben Bundesland wie du ihr Abitur erworben haben (Landes-NC).

2. Schritt: Verteilung
Gehörst du zu den Abiturbesten deines Bundeslandes, wird im nächsten Schritt geprüft, ob du an deiner erstgenannten Hochschule zugelassen werden kannst. Gibt es dort mehr Interessenten als Plätze, entscheidet die Ortspräferenz und die Abiturnote darüber, wer an dieser Universität seinen Studienplatz bekommt (Hochschul-NC). Sind Ortspräferenz und die Abiturnote gleich, entscheiden die bessere Punktzahl im Zeugnis, soziale Gründe und schließlich das Los darüber, wer an der Hochschule zugelassen wird. Kann der Erstwunsch nicht berücksichtigt werden, prüft hochschulstart.de die Zulassung an der Zweithochschule. An dieser Uni gehen aber diejenigen vor, die diese an erster Stelle genannt haben. Das bedeutet, dass sich deine Chancen auf eine Zulassung an einer nachrangig genannten Hochschule (du kannst wie schon gesagt maximal sechs Hochschulen nennen)

je nach Nachfragesituation verschlechtern können. Wer trotz sehr guter Abiturleistungen in der Abiturbestenquote an keinem der genannten Studienorte zugelassen werden kann, nimmt mit weiteren Chancen in der Wartezeit- bzw. Hochschulquote an der Studienplatzvergabe teil.

Zweite Chance: Wartezeitquote

20 % der Studienplätze je Hochschule werden nach Wartezeit vergeben. Du kannst für die Wartezeitquote beliebig viele Studienorte nennen.

1. Schritt: Auswahl
Als Wartezeit gelten die seit dem Abitur verstrichenen Halbjahre. Studienzeiten an deutschen Hochschulen werden **nicht** als Wartesemester angerechnet.

2. Schritt: Verteilung
Die Verteilung erfolgt nach deinen Ortswünschen. Wenn nicht alle Wünsche erfüllt werden können, entscheiden folgende soziale Kriterien:
1. schwerbehinderte Bewerber
2. Verheiratete oder Alleinerziehende, die an der jeweils nächstgelegenen Universität studieren wollen
3. besondere, in einem Sonderantrag nachgewiesene Bindungsgründe an den Studienort
4. Bewerber, die bei den Eltern wohnen und an der nächstgelegenen Hochschule studieren wollen
5. alle übrigen

Dritte Chance: Hochschulquote

60 % der Studienplätze können die Hochschulen nach eigenen Kriterien vergeben. Du kannst maximal sechs Universitäten nennen. Hochschulstart.de meldet dich an diese Hochschulen weiter. Falls du keine Hochschule nennst, kann dein Antrag auch nicht in der Hochschulquote berücksichtigt werden.

1. Schritt: Vorauswahl
Die Hochschulen haben die Möglichkeit, die Zahl der Teilnehmer am Hochschulauswahlverfahren zu begrenzen. Zur Vorauswahl werden von den Hochschulen die Ortspräferenz, die Abiturnote oder die Kombination beider Kriterien herangezogen.

2. Schritt: Auswahl

Zur endgültigen Auswahl dienen – ggf. miteinander kombiniert – folgende Kriterien:

- Abiturdurchschnittsnote
- gewichtete Einzelnoten
- fachspezifische Studierfähigkeitstests
- Auswahlgespräche
- Berufsausbildung oder -tätigkeit
- ggf. zusätzliche Kriterien je nach Landesrecht

Die Abiturdurchschnittsnote muss allerdings den maßgeblichen Einfluss behalten.

Auswahlgespräch und Studierfähigkeitstest

In Frankfurt unterhält man sich …

An der Uni Frankfurt werden Auswahlgespräche durchgeführt und an der FU Berlin findet die Auswahl über einen Eignungstest statt. Beides ist aber kein Grund zur Besorgnis, sondern vielmehr eine Chance. Das Auswahlgespräch ist, wie der Name schon sagt, ein Gespräch und keine Prüfung. In Frankfurt werden etwa 60 % der Erstsemestler über dieses Gespräch und nur 40 % über das „normale" SfH-Verfahren ausgewählt.

Ein Gespräch dauert etwa 20 bis 30 Minuten. Es wird meistens von Pharmazieprofessoren und Vertretern der Studierenden geführt. Ziel des Gespräches ist es nicht, spezielles Fachwissen abzufragen. Es geht vielmehr darum, die persönliche Motivation der Kandidaten für das Studium und die Wahl des Studienorts kennenzulernen. Häufig werden die Kandidaten gebeten, den wöchentlichen Arbeitsaufwand zu schätzen oder ein Fach zu nennen, auf das sie sich am meisten freuen. Es kann auch gefragt werden, warum die Wahl auf Pharmazie und nicht auf Medizin fiel.

Das Gespräch wird am Ende mit einer Note bewertet, die deinen Abiturschnitt modifiziert. Deine Abiturnote wird halbiert und mit der halbierten Note aus dem Test addiert. Hier ein Beispiel: Ein Kandidat mit einer Abi-Note von 2,8 (Hälfte: 1,4) und einer 1 (Hälfte: 0,5) im Auswahlgespräch verbessert sich so auf eine 1,9 (1,4 + 0,5). Es geht also um ein Kennenlernen der Kandidaten und ihrer persönlichen Beweggründe für das Studium. Wenn du dir darüber selbst gut im Klaren bist und dich natürlich und unbefangen präsentieren kannst, steht einem erfolgreichen Gespräch nichts mehr im Weg.

Susanne (medi-learn-Forum)
„Das Auswahlgespräch war ganz locker. Es wurde halt gefragt,
warum man Pharmazie studieren will und warum in FFM. Und
wo man sich noch beworben hat, Hobbys etc. Also das ist kein Wissens-
test oder so. Die wollen einen einfach kennenlernen und so. Ist echt keine
große Sache also...Ciao Susa*"

In Berlin wird getestet

Wer nicht direkt über hochschulstart.de einen Studienplatz in Berlin bekommt, aber Berlin als erste Ortspräferenz wählt, sowie einen Abiturschnitt
von 2,5 oder besser hat, wird zu einem Test eingeladen. Dieser Test besteht
aus 28 Multiple-Choice-Fragen und dauert etwa 45 Minuten.

Und was wird gefragt? Es werden Fragen zum Allgemeinwissen in Chemie,
Mathematik, Biologie und Physik gestellt. Alles aber gut machbar, wenn du
deine ordentlich geführte Mappe aus der Schule nochmal durchblätterst. Außerdem wird etwas Allgemeinwissen über den Apothekerberuf abgefragt.
Dazu kannst du dir das Kapitel „Nach dem Studium Apotheker" durchlesen.

So wird die Bewerbung zum Strategie-Spiel

Hinweise zur Ortswahl in der Abiturbestenquote

In der Abiturbestenquote zugelassene Bewerber werden nach Maßgabe
ihrer Wünsche an den Universitäten zugelassen. Liegen mehr Zulassungs-
wünsche als Studienplätze für eine Universität vor, entscheidet die SfH nach
den unter „Abiturbestenquote" aufgeführten Kriterien, wer an der Wunschhochschule seinen Studienplatz bekommt. Erst dann, wenn alle Bewerber
mit Erstwunsch für diese Uni einen Platz erhalten haben und noch Plätze
frei sind, wird erneut nach den gleichen Kriterien unter denen verteilt, die
diesen Ort an zweiter Stelle angegeben haben usw. Das bedeutet: Es macht
wenig Sinn, eine Uni, an der du mit an Sicherheit grenzender Wahrschein-
lichkeit nicht genommen wirst, an die erste Stelle zu setzen, auch wenn du
noch so gerne dort studieren würdest. Denn aufgrund des Verfahrens wirst
du so quasi deinen Erstwunsch verschenken. Schlimmer noch: Du wirst vielleicht deswegen auch nicht an der zweitliebsten Uni zugelassen, während
du bei einer Nennung an erster Stelle dort einen Platz bekommen hättest!
Also: Es ist ratsam, lieber realistische Wünsche anzugeben und sich damit
hinterher böse Überraschungen zu ersparen.

Hinweise zur Ortswahl im Auswahlverfahren der Hochschulen

Bei den Auswahlverfahren ist es natürlich empfehlenswert, eine Uni zu wählen, die neben realistischen Chancen auch die Möglichkeit bietet, durch ein gutes Auswahlgespräch oder andere Selektionsverfahren an einen Studienplatz zu gelangen. Es ist sehr wichtig, dieses nicht ganz unkomplizierte Verfahren zu verstehen, um gegen eventuelle Enttäuschungen gefeit zu sein und um sich nachher nicht darüber ärgern zu müssen, dass man mit einer anderen Kombination möglicherweise einen Platz erhalten hätte.

Daher: Aktuelle Infos auf hochschulstart.de einholen, alles genau lesen, das Prozedere verstehen, die Wunsch-Unis taktisch klug auswählen und erst dann bewerben – dabei auf keinen Fall die Bewerbungsfrist verpassen! Informiere dich so früh wie möglich, damit ausreichend Planungszeit bleibt. Achtung: Der Bewerbungsschluss richtet sich nach dem Zeitpunkt des Abiturs (unterschiedliche Bewerbungstermine für sogenannte Altabiturienten und Neuabiturienten), und bei dieser Regelung solltest du ganz genau hinschauen: Wer sich z. B. für das Wintersemester 2015/16 bewerben wollte, für den galt der Stichtag 31. Mai 2015 (Abi vor dem 16. Januar 2015 erworben) oder aber der Stichtag 15. Juli 2015 (Abi zwischen 16. Januar und 15. Juli 2015 erworben).

Für eine Bewerbung zum Sommersemester gilt die Unterscheidung von Alt- und Neuabiturienten nicht. Hier ist für alle Bewerber immer der 15. Januar Bewerbungsschluss. Es handelt sich bei allen hier genannten Terminen um Ausschlussfristen, der Online-Antrag muss also bis zu diesem Zeitpunkt bei der SfH in Dortmund vorliegen. Später eingehende Online-Bewerbungen werden nicht berücksichtigt.

Für das Nachreichen von Unterlagen werden Nachfristen eingeräumt. Noch eine Anekdote am Rande: Als die Online-Bewerbung noch nicht die Regel war und es galt, den Antrag fristgerecht einzureichen, gaben Kurzentschlossene am Stichtag bis kurz vor 24 Uhr persönlich die Unterlagen in Dortmund ab. Vor dem Gebäude der SfH wurde auf diese Art manche nächtliche Party gefeiert.

Lotto spielen für zukünftige Studenten: Losverfahren

Neben den über hochschulstart.de vergebenen Plätzen verteilen viele Unis die am Ende des Verfahrens übrig gebliebenen Plätze per Los. Hier gilt es, die auf den Uniseiten bekanntgegebenen Terminfristen und Verfahrenshinweise zu beachten. Die Chance solltest du auf jeden Fall nutzen, wenn es mit den anderen Verfahren nicht geklappt hat. Deine Kosten betragen pro Uni lediglich einen Brief, einen Umschlag und eine Marke. Oft reicht sogar eine Postkarte oder eine Online-Bewerbung.

Die Pharmaziestudentin Anja L. hat ihren Studienplatz per Losentscheid erhalten: „Ich habe mich damals ganz einfach in ein Café gesetzt und an jede Uni, die ein Losverfahren durchführt, einen formlosen Brief geschrieben." Mittlerweile ist Anja als angestellte Apothekerin tätig, kann sich aber noch genau an die Situation erinnern, als der Brief mit der Zusage eines Studienplatzes ins Haus flatterte: „Ich selbst war gar nicht zu Hause. Meine Eltern riefen mich an und teilten mir mit, dass ich einen Studienplatz bekommen hätte. Ich konnte es kaum glauben und habe mich einfach nur riesig gefreut!"

Veni Vidi Vici (Ich kam, sah und siegte) – oder: Brauche ich Lateinkenntnisse?

Mancher Studienanfänger denkt, dass er das Latinum für das Pharmaziestudium unbedingt benötigt. Dem ist aber nicht so. Es gibt extra ein Seminar „Pharmazeutische und Medizinische Terminologie", in dem man sich alle nötigen Kenntnisse zu dieser Thematik aneignen kann und muss. Selbst mit einem großen Latinum ist dieser Kurs Pflicht. Vorkenntnisse aus der Schule sind sicher eine Erleichterung für die Wortableitungen, gute Merkfähigkeit für Fremdwörter reicht aber definitiv aus. Und eine kleine sprachliche Schwäche führt gewiss nicht zum Scheitern im Studium!

Ähnlich verhält es sich mit den Fächern Chemie, Biologie und Physik. Das Studium baut zwar überwiegend auf Chemie auf, aber im Prinzip setzt der Studiengang keine Vorkenntnisse voraus und beginnt auf Level 0, sodass jeder einsteigen kann. Natürlich wird es dem, der Leistungskurs Chemie hatte, anfänglich leichter fallen, als jemand, der Chemie in der Oberstufe abgewählt hat. Aber auch hier gilt: Keine Sorge! Das ist alles zu meistern und spätestens nach zwei Semestern wirst du mit deinen Kommilitonen auf etwa dem gleichen Wissensstand sein.

Wunsch-Uni nicht erhalten – was kann ich tun?
Informationen zum Studienplatztausch

Die Freude ist groß, wenn du deine Zusage für einen Studienplatz erhältst. Doch beim zweiten, genaueren Blick auf den Uni-Ort trüben sich manche danken, wenn es nicht die erste Wahl war. Doch hier heißt es – wie so oft im Leben – die Hoffnung nicht aufgeben. Wer nicht gleich den Studienort erhalten hat, an dem er gerne studieren wollte, dem bleibt immer noch die Möglichkeit des späteren Studienplatzwechsels. So kann beispielsweise direkt nach dem ersten Semester gewechselt werden oder, wie es der Großteil der Studenten macht, nach dem Ersten Staatsexamen. Prinzipiell gibt es zwei Möglichkeiten, die Uni zu wechseln: Entweder bewirbt man sich direkt bei der Ziel-Uni und bekommt einen Studienplatz zugeteilt, oder man findet einen Tauschpartner, mit dem man den Studienplatz wechselt. Zunächst zur ersten Variante: nicht ganz unanstrengend. Das Bewerbungsritual ist bei jeder Uni verschieden; nahezu jede hat ihre eigenen Bewerbungsformulare für den Wechsel und auch eigene Fristen, die einzuhalten sind. Manchmal reicht das Zusenden einer amtlich beglaubigten Kopie des Abiturzeugnisses aus, manchmal muss es eine notariell beglaubigte Kopie sein. Kurz: Die sicherste Methode ist, sich zunächst im Internet die Unis herauszusuchen, an denen man sich bewerben möchte und auf den Seiten des Studiendekanats (Studentensekretariats) Infos einzuholen und eventuell einmal dort anzurufen.

Es ist ratsam, eine Checkliste über die benötigten Dokumente zu erstellen, bei Mehrfachbewerbungen in tabellarischer Form. Einige Unis bieten die Formulare bereits zum Download an, bei anderen bekommt man sie auf Anfrage zugesandt, manchmal muss erst ein frankierter Rückumschlag hingeschickt werden. Sind die Formulare ausgefüllt und rechtzeitig zurückgegeben, heißt es warten. Meist kommen die Zusagen erst kurz vor dem neuen Semesterbeginn, aber selbst nach Beginn des Semesters können sie noch eintrudeln.

Dann muss recht schnell gehandelt werden, denn wer sich auf eine Zusage binnen einer von der Uni gesetzten Frist (meist wenige Tage) nicht meldet, der verliert den Platz gleich wieder. Soweit zur ersten Variante, den Studienplatz im Wunschort durch direkte Bewerbung und Losverfahren an der Ziel-Uni zu erhalten. Die zweite Variante ist der Wechsel des Studienplatzes per Tausch mit einem Studenten in einer anderen Stadt. Wir stellen euch diese Variante nun ausführlich vor.

Online tauschen – nichts leichter als das!
Die Studienplatztauschbörse

Du kannst deinen Studienplatz auch mit einem Studenten aus einer anderen Unistadt tauschen. Die Unis erlauben den Tausch von Studienplätzen. Hierfür muss man zunächst natürlich einen Studenten finden, der bereit ist zu tauschen. Zahlreiche Tauschbörsen stellen den Dialog her. Eine Tausch-Plattform für Pharmaziestudenten bietet MEDI-LEARN im Pharmazieforum unter www.medi-learn.de/AP042. Findet sich kein direkter Tauschpartner für die Wunsch-Uni, gibt es noch eine clevere Alternative: den Ringtausch.

Hier werden die Plätze unter mehreren Personen ausgetauscht, was von Seiten der Unis ebenfalls möglich ist. So kann man beispielsweise seinen Platz in Frankfurt am Main gegen Halle an der Saale eintauschen, um diesen wiederum gegen den eigentlich gesuchten Platz in Jena zu tauschen. Das hat schon viele in die Uni-Stadt ihrer Träume gebracht. Auch ein Tausch über vier Positionen ist möglich. Wichtig ist, dass man sich dabei fest mit den Tauschpartnern einig ist (siehe dazu auch die Abbildung auf Seite 33).

ZUSAMMENFASSUNG

SfH, Auswahlverfahren oder Los

Bewerben bei der Stiftung für Hochschulzulassung

Die SfH ist erster und wichtigster Ansprechpartner bei der Studienplatzbewerbung. Das Magazin „hochschulstart" gibt es als E-Paper zum Download auf hochschulstart.de. Es informiert über die Zulassung. Der Antrag wird online ausgefüllt, im Nachgang unterschrieben und mit Kopien wichtiger Nachweise eingeschickt. Der NC (Numerus clausus) stellt die Notenuntergrenze dar, mit der man noch einen Studienplatz erhalten kann und ergibt sich in jedem Verfahren neu aus den Abinoten der aktuellen Bewerber und der Zahl der zur Verfügung stehenden Plätze. Wartesemester ist die seit Erwerb der Hochschulzugangsberechtigung verstrichene Zeit in Halbjahren, die nicht mit Studieren zugebracht wurde.

Die Quotenverteilung bei der Studienplatzvergabe: 20 – 20 – 60

20 % der Studienplätze gehen an die Abitur-Besten, 20 % an die Wartezeit-Besten und 60 % werden von den Hochschulen im sogenannten „Auswahlverfahren der Hochschulen" (AdH) selbst vergeben.

Die Abiturbesten-Quote

Ein Fünftel der Studienplätze wird unter den Abitur-Besten vergeben. Die für diese Quote an jeder Uni zur Verfügung stehende Studienplatzzahl wird zunächst auf die Bundesländer aufgeteilt. Innerhalb dieser für die Abiturienten eines Bundeslandes vorgesehenen Plätze konkurrieren nun die Abitur-Besten um die Plätze (Landes-NC). Die „Sieger" im Landes-NC werden entsprechend der Rangfolge der von ihnen genannten Universitäten (und den dort verfügbaren Plätzen wie auch den Bewerbern) an die einzelnen Hochschulen aufgeteilt (Hochschul-NC).

Die Hochschul-Quote und das Auswahlverfahren der Hochschulen (AdH)

Den Löwenanteil von 60 % der Studienplätze dürfen die Unis im sogenannten Auswahlverfahren der Hochschulen (AdH) vergeben. An einigen Universitäten wird zunächst eine Vorauswahl nach bestimmten Kriterien getroffen, innerhalb derer dann die Entscheidung über die Studienplatzvergabe erfolgt. Die Universität Frankfurt führt als einzige Hochschule Auswahlgespräche mit den Bewerbern durch (Stand: Okt. 2015).

ZUSAMMENFASSUNG

SfH, Auswahlverfahren oder Los

Hinweise zur Ortswahl
Bei der Ortswahl und Angabe infrage kommender Unis macht es Sinn, realistische Wünsche anzugeben. Dazu ist es ratsam, den Erstwunsch unter Berücksichtigung der eigenen Note und Wartezeit auf der einen und den Vorjahreswerten deiner Lieblings-Unis auf der anderen Seite geschickt zu platzieren.

Das Losverfahren als Nebenweg zum Ziel
Neben den über die SfH vergebenen Plätzen kannst du dich an vielen Unis auch über das Losverfahren um einen Studienplatz bewerben. Hier gilt es, die auf den Uniseiten bekannt gegebenen Terminfristen und Verfahrenshinweise unbedingt zu beachten.

Der Studienplatz-Tausch
Wer nicht an seiner Wunsch-Uni gelandet ist, kann von der Möglichkeit des Studienplatz-Tausches Gebrauch machen. Dieser ist durch Direktbewerbung oder mittels Tauschpartner möglich.

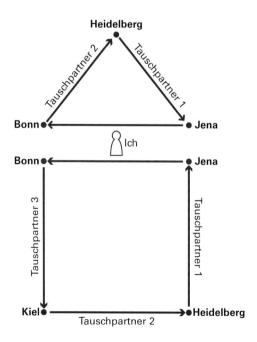

Keinen Studienplatz erhalten – und jetzt?

Anfangs ist der Frust verständlicherweise groß: Da hattest du gehofft, in diesem Jahr einen Studienplatz zu erhalten, und doch kam keine Zusage von der SfH. Hier heißt es: Nicht gleich die Flinte ins Korn werfen, denn viele Wege führen bekanntlich nach Rom, und das gilt auch für deinen Wunsch nach einem Pharmaziestudienplatz. Es gibt eben nicht nur den direkten Weg, sondern manchmal müssen Umwege in Kauf genommen werden. Was also tun, wenn wider Erwarten keine Zusage für einen Studienplatz kommt?

Studien-Alternativen: Pharmatechnik und Co.

Muss es denn wirklich Pharmazie sein? Diese Frage musst du dir natürlich selbst beantworten. Hier sei nur kurz darauf hingewiesen, dass in den letzten Jahren viele sogenannte pharmazienahe Studiengänge entstanden sind. Ein paar Stichworte: Biosciences, Angewandte Pharmazie, Pharmazeutische Wissenschaften, Biopharmaceutical Science sowie Pharmatechnik. Bei diesen Studiengängen handelt es sich um Bachelor- bzw. Masterstudiengänge, mit denen du zwar nicht Apotheker wirst, aber Chancen hast in pharmazeutischen Unternehmen Fuß zu fassen. Daneben gibt es natürlich die klassischen Studiengänge Chemie, Biochemie oder Biologie. Wir können in diesem Buch keinen kompletten Überblick über sämtliche alternative, pharmazienahe Studienmöglichkeiten geben, aber über eine Internetsuche mit diesen Stichworten wirst du weitere Informationen finden!

Ausbildung/Wartesemester sammeln

Wartesemester sind eines von mehreren Kriterien für die Vergabe von Studienplätzen. Zur Verbesserung des persönlichen „Wartesemester-Kontos" zählt nicht die Möglichkeit, einen anderen Studiengang zu absolvieren: Solltest du dir eine bessere Chance ausrechnen, einen Studienplatz über das Kriterium „Wartesemester" zu erhalten, so empfiehlt es sich in diesem Falle also nicht, einen anderen Studiengang zu beginnen. Wenn es mit dem Studienplatz nicht auf Anhieb geklappt hat, bieten sich dir dennoch zahlreiche Möglichkeiten, durch eine Ausbildung in pharmazeutischen oder medizinischen Bereichen zum einen Praxiserfahrung zu sammeln und zum anderen dein persönliches Wartesemester-Konto aufzufüllen. Absolvierst du beispielsweise nach dem Abi zunächst eine dreijährige Ausbildung, ergibt das (3 x 2 =) 6 Semester Wartezeit, die du sinnvoll genutzt hast.

Mögliche pharmazeutische Ausbildungsberufe sind:
– Pharmazeutisch-technische(r) Assistent(in) (PTA)
– Pharmazeutisch-kaufmännische(r) Assistent(in) (PKA)
– Pharmakant(in)

Daneben gibt es folgende pharmazienahe Berufe:
– Medizinisch-technische(r) Assistent(in) (MTA)
– Chemisch-technische(r) Assistent(in) (CTA)
– Biologisch-technische(r) Assistent(in) (BTA)
– Chemielaborant(in)
– Biologielaborant(in)

Diese und alle weiteren Ausbildungsmöglichkeiten im Bereich des Gesundheitswesens findest du auf den Berufsinformationsseiten der Arbeitsagentur näher erläutert.

Vorteile einer pharmazienahen Ausbildung

Neben der Tatsache, dass du während einer Berufsausbildung in pharmazienahen Bereichen Wartesemester sammelst, die deine Chancen auf einen Studienplatz im Vergabeverfahren erhöhen, machst du bereits praktische Erfahrungen in der Pharmazie bzw. in den angrenzenden Bereichen. Zudem hast du nach dem kompletten Durchlaufen der Ausbildung bereits einen beruflichen Abschluss. Etwas, auf das du im Notfall immer zurückgreifen kannst, auch wenn dir das Studium nicht so zusagen sollte wie zunächst erhofft. Bestimmte Pflichtkurse müssen während des Studiums dann eventuell auch nicht mehr absolviert werden (z. B. die Famulatur nach einer erfolgreichen PTA-Ausbildung). Ein weiterer dicker Pluspunkt: In den Auswahlgesprächen, die manche Unis mit ihren Bewerbern führen, ist es vorteilhaft, bereits praktische Kenntnisse und Fertigkeiten vorweisen zu können und eine Ausbildung im pharmazeutischen Bereich absolviert zu haben. An einigen Unis führen Ausbildungen in bestimmten Berufen sogar zu einer Verbesserung des Notendurchschnitts und erhöhen somit direkt die Chance auf den Studienplatz – ein Grund mehr also, über eine derartige Ausbildung nachzudenken. Nicht zuletzt hilft dir solch eine Ausbildung, dein Studium zu finanzieren. Viele examinierte PTAs können während ihres Studiums weiterhin in der Apotheke arbeiten und sich so weite Teile ihres Studiums selbst finanzieren.

Nachteile

Eine Ausbildung vor dem Studium zu absolvieren, bringt aber auch Nachteile mit sich. Wer erst einige Jahre einen Beruf erlernt, kommt vergleichsweise spät an die Uni. Die meisten Mitstudenten dürften dann ein ganzes Stück jünger sein, was nicht immer einfach im Umgang mit den anderen Kommilitonen ist. Vor allem jedoch wirst du später und älter in den Apothekerberuf einsteigen, was dir z. B. im Bewerbungsgespräch zum Nachteil werden könnte. Auch hier gilt: Abwägen, was dir wichtig ist!

Freiwilliges Soziales Jahr oder Freiwilliges Ökologisches Jahr

Das Freiwillige Soziale Jahr (FSJ) oder das Freiwillige Ökologische Jahr (FÖJ) stellen ebenfalls eine Möglichkeit dar, ein wenig Berufserfahrung zu erwerben und die Überbrückungszeit bis zum Studienbeginn sinnvoll zu nutzen. Sofern du ein FSJ in einem Pflegeheim, Altenheim oder im Krankenhaus absolvierst, hast du hier die Möglichkeit, schon Erfahrungen im medizinischen Bereich zu sammeln. Auch ein Freiwilliges Ökologisches Jahr z. B. im Umweltschutz oder in der Lebensmittelverarbeitung bietet dir einen Einblick in pharmazeutische Tätigkeitsfelder. Ein absolviertes FSJ oder FÖJ kann dir außerdem Pluspunkte bei Auswahlgesprächen bringen oder sich positiv auf deinen Notenschnitt auswirken.

Bundesfreiwilligendienst

Seit 2011 gibt es in Deutschland die Möglichkeit, einen Bundesfreiwilligendienst (BFD) zu leisten. Er wurde von der Bundesregierung eingeführt, als Wehrpflicht und Zivildienst weggefallen sind, und soll die bestehenden Freiwilligendienste FSJ und FÖJ ergänzen und das bürgerschaftliche Engagement fördern. Er kann sowohl von Frauen als auch von Männern abgeleistet werden. Als Träger kommen die gleichen Institutionen wie beim FSJ oder FÖJ infrage. Der BFD unterscheidet sich hiervon lediglich dadurch, dass er auch Personen nach Vollendung des 27. Lebensjahres offen steht und nach fünfjähriger Pause erneut abgeleistet werden kann. Auch hier bekommst du oftmals Bonuspunkte im hochschuleigenen Auswahlverfahren.

Das Studium vorfinanzieren

Ein Studium ist teuer und nicht jeder erhält hinreichende Unterstützung in Form von BAföG, Stipendien oder elterlichen Zuschüssen. Die Wartezeit bis zum Antritt des Studiums kann sinnvoll genutzt werden, um durch Jobben den einen oder anderen Cent für spätere Engpässe zu erwirtschaften. Das empfiehlt sich besonders dann, wenn dein Studienbeginn absehbar ist, also im nächsten oder übernächsten Semester ansteht.

Für das Studium vorlernen?

Immer wieder wird an die MEDI-LEARN Redaktion die Frage herangetragen, ob man die Zeit des Wartens auf den Studienplatz nicht schon einmal nutzen sollte, um das ein oder andere Pharmazie-Fach per Literaturstudium zu lernen. Zwar mag es sinnvoll sein, im Vorfeld eine Buchhandlung zu besuchen und in den pharmazeutischen Lehrbüchern zu blättern, um einen ersten Eindruck zu erhalten. Ein hartnäckiges Lernen vor dem eigentlichen Studium halten wir allerdings für nicht empfehlenswert. Die Lektüre pharmazeutischer Fachbücher bringt erst dann einen echten Lerneffekt, wenn sie mit Vorlesungen, Praktika und den anderen Lehrveranstaltungen an der örtlichen Uni verbunden wird, man also eingeschriebener Student ist.

Fazit zur Studienplatzvergabe

An dieser Stelle ist ein Fazit nicht ganz so leicht zu ziehen. Wer den gewünschten Studienplatz nicht erhalten hat, ist verständlicherweise nicht gerade bester Dinge, besonders wenn mit einer Ablehnung überhaupt nicht gerechnet wurde. Es ist immer sinnvoll, Plan B in der Tasche zu haben, um für den Fall einer Ablehnung einen alternativen Weg beschreiten zu können – sei es für eine Überbrückung bis zur nächsten Bewerbung, für einen anderen Studiengang oder für eine andere Form der Ausbildung. Früher war es noch härter: Lag der Numerus Clausus zum Beispiel bei 1,8 und die eigene Abinote war eine 1,9, so drohten bis zu zehn Semester Wartezeit. Durch die neu geschaffenen Auswahlverfahren der Universitäten, die nun 60 % ihrer Studenten selber auswählen können, wurde mehr Flexibilität geschaffen. Wer also wegen des Notendurchschnitts in der Auswahl der Abiturbestenquote abgelehnt wurde, muss nicht gleich den Kopf hängen lassen, sondern kann sich schon mal fit für etwaige Auswahlgespräche und Studierfähigkeitstests machen, um hier zu punkten. An seinen Zielen festzuhalten, halten wir für ratsam. Falls diese Ziele jedoch völlig illusorisch sein sollten oder man sich mehrere Male vergeblich bemüht hat, einen Platz zu bekommen, sollte man seine Zukunftspläne überdenken und sich z. B. mit einer der oben genannten Studienalternativen beschäftigen.

Im Namen des Gesetzes

Die sogenannten Studienplatzklagen (eigentlich gerichtliche Kapazitätsverfahren) gibt es, seit es die Stiftung für Hochschulzulassung bzw. ZVS und den Numerus clausus gibt. Grundlage ist eine Entscheidung des Bundesverfassungsgerichts aus den 1970er Jahren, derzufolge festgestellt wurde, dass die Universitäten verpflichtet sind, so viele Studierende wie möglich aufzunehmen. Damit wurde das sogenannte Kapazitätserschöpfungsgebot aus der Taufe gehoben. Dies bedeutet, dass die Universitäten im Prinzip verpflichtet sind, jeden Bewerber für einen Studienplatz aufzunehmen und auszubilden. Die Praxis sieht natürlich anders aus: Nach wie vor gibt es einen hohen Numerus clausus. Die Verwaltungsgerichte, die für diese Verfahren zuständig sind, ermitteln nicht zusätzliche Studienplätze, sondern verdeckte Plätze. Bei der Ermittlung der Anzahl der Studienplätze je Universität muss eine umfangreiche und in weiten Teilen sehr komplizierte Berechnung durchgeführt werden, bei der immer wieder Fehler passieren. In manchen Bundesländern werden die Hochschulen durch die Ministerien angewiesen, nur eine bestimmte Anzahl von Studienplätzen zur Verfügung zu stellen, die mit der Wirklichkeit anhand der Kapazitätsberechnung nicht immer übereinstimmt. Der Erfolg der Studienplatzverfahren in den vergangenen Jahren hat deren Bedeutung zum wiederholten Male gezeigt. Die Verfahren richten sich nicht gegen die Stiftung für Hochschulzulassung, sondern gegen einzelne Universitäten. Hierbei sind es in erster Linie die Gerichte, die die zusätzlichen Studienplätze ermitteln. Die Kapazitätsunterlagen werden von den Gerichten angefordert und eingehend überprüft. Hierbei hilft ein wichtiges Gesetz, das nach der o. g. Entscheidung des Bundesverfassungsgerichts in den 1970er Jahren verkündet wurde: Es handelt sich um die Kapazitätsverordnung, deren Umsetzung durch das jeweilige Landesrecht jede Universität bei der Ermittlung der Studienplätze beachten muss.

Die Studienplätze fallen nicht „vom Himmel"

Die Anzahl richtet sich nach Ausstattung der Universität (z. B. Lehrpersonen, Laborplätze, Umfang des Lehrdeputats, Unterrichtsverpflichtung eines Hochschullehrers, Lehraufträge). Wenn beispielsweise ein Hochschullehrer durch ein Forschungssemester nicht unterrichten kann, muss geprüft werden, ob „seine" Stelle bei der Kapazitätsberechnung noch mitgezählt wird. Weiter prüfen die Gerichte, ob und wie viele Studierende das Studium im Laufe der Semester wieder aufgeben oder aus anderen Gründen die Hochschule verlassen. Da dann weniger Lehre abgefragt wird, muss im Rahmen einer sogenannten Schwundberechnung überprüft werden, wie sich dies auf die Kapazität zu Beginn des Studiums (also bei den Studienanfängern) auswirkt. Das Bundesverfassungsgericht hat festgestellt, dass absolute Zulassungsbeschränkungen für Studienanfänger einer bestimmten Fachrichtung nur dann verfassungsgemäß sind, wenn sie in den Grenzen des unbedingt Erforderlichen unter erschöpfender Nutzung der vorhandenen Ausbildungskapazitäten angeordnet werden. Weiter liegt insoweit eine Rechtmäßigkeit nur dann vor, wenn Auswahl und Verteilung der Bewerber nach sachgerechten Kriterien mit einer Chance für jeden Bewerber und unter möglichster Berücksichtigung der individuellen Wahl des Ausbildungsortes erfolgen.

Wenn Unis sich verrechnen

Die Kapazitätsprozesse sind also dann erfolgreich, wenn sich die Universität „verrechnet" hat und wenn sich die neue Berechnung aufgrund einer gerichtlichen Überprüfung anders darstellt, als zunächst in den Bundesländern für die einzelnen Hochschulen festgesetzt war. Damit ordnen nicht die Universitäten oder Rechtsanwälte, sondern die Gerichte an, unter welchen Voraussetzungen zusätzliche Studienplätze verteilt werden. Dies erfolgt regelmäßig durch das Los. In einigen Bundesländern werden die Studienplätze nur an die Kläger mit den besten Voraussetzungen nach einer bestimmten Rangfolge verteilt. Studienplatzverfahren enden gelegentlich auch durch einen Vergleich. Darin einigen sich die Parteien, dass ohne gerichtliche Entscheidung zusätzliche Plätze unter den Bewerbern verlost werden. Die Zahl der Studienplatzbewerber, die sich für ein Klageverfahren entscheiden, ist seit ca. einem Jahr rückläufig. Solltest du dich dafür entscheiden, parallel mehrere Verfahren gegen verschiedene Hochschulen durchzuführen (beispielsweise zehn an der Zahl), liegt die Chance bei 50 % bis 60 %. Wichtig ist, dass es der Anwaltskanzlei gelingt, die wirklich aussichtsreichen Verfahren herauszusuchen. Hier spielt die Erfahrung der auf diesem Rechtsgebiet spezialisierten Rechtsanwaltskanzleien eine entscheidende Rolle. Wir danken Herrn Karasek, der diesen Abschnitt fachlich begleitet hat und dir bei Rückfragen gerne zur Verfügung steht:

PRODUKT-TIPP

Hilfe bei Studienplatzklagen

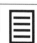

Reinhard Karasek, Rechtsanwalt
Postfach 11 69, 35001 Marburg
Tel: 06421-1 68 96-0, Fax 06421-1 68 96-78
E-Mail: info@kanzlei-karasek.de
Homepage: www.kanzlei-karasek.de

Schule vorbei, ich will Pharmazie studieren, Abi 3,1 und nun?

An dieser Stelle möchten wir dich an den Erfahrungen von Frank K. teilhaben lassen, der über seine Erlebnisse im Rahmen der Studienplatzklage berichtet:

„Ich hatte erst vor kurzem von einer Freundin gehört, dass sie sich eingeklagt hat, um studieren zu können. Da könnte man ja einmal nachfragen. Einige Tage später traf ich mich mit ihr und musste erfahren, dass sie sich für Psychologie einklagt hatte. Ob das auch für das Gebiet Pharmazie geht, wisse sie zwar nicht, gab mir aber trotzdem die Nummer ihres Anwalts. Dieser wohnt im Süden Deutschlands und ich entschied mich, ihn anzurufen – fragen kostet ja bekanntlich nichts. Nach einem ca. 15-minütigen Telefonat wusste ich, dass das Einklagen für Pharmazie möglich ist, allerdings kostet es Geld. Wenn man unbedingt Pharmazie studieren will und nicht ewig warten möchte, ist dies die einzige Chance, so dachte ich damals zumindest. Nach Rücksprache mit meinen Eltern und einem Blick auf mein mühsam Erspartes war klar: Ich klage mich ein. Nach einem erneuten Telefonat mit dem Anwalt erhielt ich bereits zwei Tage später die Unterlagen inklusive erster Rechnung. Wie hoch der Betrag genau war, weiß ich nicht mehr, aber so ca. 3.000 € ließ er sich seinen „Aufwand" kosten. Dazu kamen dann noch jedes Mal Kosten pro verklagter Uni, aber da musste ich nun durch. Es verging einige Zeit, bis die ersten Briefe von ein paar Plätzen an zwei Unis kamen. Diese wurden unter allen Klägern an diesen Unis verlost und ich landete immer unter „ferner liefen". Dieses Spiel wiederholte sich dann noch einige Male. Meine Wunsch-Uni Münster verloste damals 40 Plätze, aber ich hatte leider kein Glück.

Ein Semester verging und ich stand noch immer ohne Studienplatz da, wurde allerdings von meinem Anwalt beruhigt, dass es vielen anderen Studenten auch so erging. Zum nächsten Semester würden dann die Unis erneut verklagt werden und dann würden auch nur diese Kosten anfallen und keine weiteren Anwaltskosten. Das Spiel „Plätze, die verlost werden" ging also weiter: Allerdings waren es noch Klagen aus dem vorangegangenen Semester – auch dort lief es nicht gut für mich. Jede einzelne Nachricht war damals für mich ein neuer Tiefschlag, an dem ich sehr zu knabbern hatte. Meine Hoffnung hingegen wollte ich aber nicht aufgeben, nicht für den Traum vom Pharmaziestudium!

Der Osterhase als Überbringer der Freudennachricht
Es war Samstag vor Ostern. An diesem Tag war ich unterwegs zu einer Taufe in Würzburg und kam auf dem Weg von Bremen unweigerlich an meiner Uni-Traumstadt vorbei. Viele Träume und Wünsche gingen mir auf dem Weg nach Würzburg durch den Kopf. Allerdings überkam mich eine gewisse Art von Traurigkeit auf der Rückfahrt, da ich mich fragte, ob mein Wunsch je-

mals in Erfüllung gehen würde. Bereits drei Stunden später ging dann mein Ostermärchen tatsächlich in Erfüllung! Daheim angekommen lag ein Brief von der SfH im Briefkasten. Ziemlich verwundert fragte ich mich innerlich, was die wohl von mir wollten; vielleicht die Absage vom normalen Vergabeverfahren bestätigen? Ich öffnete den Brief: Da war er, mein Studienplatz in Münster! Bereits eine Woche später sollte alles losgehen. Ein paar Tage später habe ich dann meinen Anwalt angerufen und ihm die guten Neuigkeiten mitgeteilt. Er meinte, ich wäre auch in Greifswald und Mainz angenommen worden, einen Beweis dafür hatte er allerdings nicht. Das war mir jedoch egal, zumal ich durch die Zusage der SfH noch ein paar Klagen zurückziehen und somit Geld sparen konnte.

Eine Garantie, dass man per Klage einen Studienplatz erhält, gibt dir leider niemand. Die Anwälte selbst sprechen zwar von Ausnahmen, aber wenn man sich umhört, ist es fast schon normal geworden, dass man mehr als ein Semester klagen muss, ehe man Erfolg hat. Ich persönlich würde es nicht noch einmal machen. Letztendlich muss jeder selbst entscheiden, ob er diese Möglichkeit wahrnehmen möchte und sie sich vor allem leisten kann."

ZUSAMMENFASSUNG

Kein Studienplatz erhalten – und jetzt?

Studien-Alternativen
Ein Studium in einem anderen Fachgebiet lässt sich zwar nicht auf die Wartezeit anrechnen, bietet aber eine gute Alternative, wenn man nicht unbedingt als Apotheker in einer öffentlichen Apotheke arbeiten möchte.

Wartezeit mit Ausbildung sinnvoll nutzen
Wartesemester ist die Zeit in Halbjahren seit Erwerb der Hochschulreife, die nicht mit einem Studium verbracht wurde. Du kannst diese Zeit für eine Weltreise, fürs Faulenzen oder aber sinnvoll für ein Freiwilliges Soziales Jahr, Freiwilliges Ökologisches Jahr, Bundesfreiwilligendienst oder eine pharmazienahe Ausbildung (PTA, PKA, Pharmakant, CTA etc.) nutzen.

Das Studium vorfinanzieren
Als angehender Student ist es empfehlenswert, noch in Ruhe vor Studienbeginn durch Jobben den einen oder anderen Euro auf die hohe Kante zu legen.

Soll ich für das Studium schon vorher lernen?
Gegen ein Blättern in Büchern aus deiner Bücherei ist nichts einzuwenden, aber höhere Aufmerksamkeit solltest du dem potenziellen Lernstoff VOR dem eigentlichen Studium nicht widmen, denn du kannst noch nicht unterscheiden, worauf es genau ankommt und was wirklich wichtig ist. Warte also, bis es an der Uni losgeht.

Im Namen des Gesetzes: Studienplatz-Klage
Auch dieser Umweg kann zum Ziel führen: Mit einer sogenannten Kapazitätsklage kannst du mit anwaltlicher Hilfe einen Studienplatz in einem Gerichtsverfahren – meist als Sammelklage – erstreiten.

Eigener Herd ist Goldes wert

Der Weg zur neuen Bleibe

Dein Studienort steht fest und du hast einen Studienplatz erhalten? Herzlichen Glückwunsch! Nun gilt es, eine neue Bleibe zu finden, sofern der Auszug aus dem elterlichen Domizil angesagt ist. Du kannst natürlich Glück haben und zufälligerweise auf dem Unigelände mit jemandem zusammenstoßen, der gerade sein Studium beendet hat und ganz dringend einen Nachmieter für seine große, günstige Wohnung in zentraler Lage sucht. Mit Whirlpool. Das ist aber eher selten der Fall – für die Wohnungssuche solltest du daher ein paar Tage mit Luftmatratze und Schlafsack in einem Hostel, im Hotel, bei Freunden (oder Freunden von Freunden von Freunden) oder Verwandten einplanen. Falls du überhaupt nicht weißt, wo du während der Suche übernachten sollst, können dir oft auch die Fachschaft oder der AStA (siehe Seite 42) weiterhelfen!

Erste Anlaufstelle sind Wohnungsbörsen im Internet oder die Annoncen in der örtlichen Zeitung oder in Stadtmagazinen. Du kannst hier in den Wohnungsangeboten stöbern oder selbst eine Annonce aufgeben. Meist lassen sich die Blätter die Wohnungsanzeigen allerdings teuer bezahlen, zudem ist die Anzahl der Zeichen in einer Anzeige sehr beschränkt. All das zwingt dich, den Text möglichst komprimiert darzustellen. Auch hier werden sehr viele Abkürzungen verwendet, deren Entschlüsselung so manchem (Erst-) Wohnungssuchenden Schwierigkeiten bereiten kann. Ein paar einschlägige Abkürzungen – und ihre Bedeutungen – liefern wir dir an dieser Stelle:

1 ZKB	1 Zimmer, Küche, Bad
Abl.	Ablöse
D'bad	Duschbad (nur Dusche, keine Badewanne)
EBK	Einbauküche
erf.	erforderlich
Fb'hzg	Fußbodenheizung
Gem.-Ant.	Gemeinschaftsantenne
Hs.-Mst.	Hausmeister
inkl. NK	inklusive Nebenkosten (Achtung: meist ohne Heizkosten bzw. Strom)
MM	Miete pro Monat

Nsphzg.	Nachtspeicherheizung – nutzt kostengünstigeren Nachtstrom (ist meist trotzdem recht teuer)
RMH	Reihenmittelhaus
sof. frei	sofort frei
V'bad m. Fe	Vollbad mit Fenster
Ww	Warmwasser
Zhzg.	Zentralheizung

Als zweite Anlaufstelle bei der Wohnungssuche dienen die Einrichtungen der Uni. Zum einen das Studentenwerk: Wer einen Platz in einem Studentenwohnheim beantragen will, ist hier richtig aufgehoben. An vielen Unis gibt es allerdings Wartelisten sowie Bewerbungsfristen für die Wohnheime. Auch dort ist es lohnenswert, sich rechtzeitig zu bewerben. Manche Studentenwerke vermitteln auch private Unterkünfte. Bitte im Einzelfall nachfragen! Zum anderen kannst du dein Glück beim AStA (Allgemeiner Studierendenausschuss, sozusagen „die Schülervertretung an der Uni") versuchen, der in der Regel ebenfalls eine Vermittlung anbietet oder dir zumindest Tipps für die Suche vor Ort geben kann.

Hier findest du auf jeden Fall ein großes schwarzes Brett. An diesem befinden sich meist so viele Angebote und Gesuche, dass von der schwarzen Grundfarbe nicht mehr viel zu sehen ist! Wenn du einen eigenen Aushang machen willst, kann ein bisschen Kreativität in der Gestaltung nicht schaden, um ihn optisch etwas abzuheben. Einen „Standard" solltest du aber auf deinem Aushang einhalten: die eigene Nummer, am besten natürlich die Handynummer, in höherer Anzahl unten auf dem Blatt zum Abreißen (Blatt mit Schere einschneiden). Das erleichtert die Kontaktaufnahme. Die inzwischen beliebteste Anlaufstelle sind die diversen Wohnungsbörsen für Appartements und Wohngemeinschaften (WGs), die das Internet zu bieten hat. Die bekanntesten haben wir auf der nächsten Seite für dich zusammengetragen.

UNSER TIPP

Wohnungssuche

Ein bis zwei Adresszettelchen schon kurz nach dem Aushang abreißen, dann trauen sich auch die anderen.

Wohnungsbörsen

Immobilienscout: www.medi-learn.de/AP001

Zimmersucher: www.medi-learn.de/AP002

Wohnfinder: www.medi-learn.de/AP003

WoWi: www.medi-learn.de/AP004

WG-Börsen

Studenten-WG: www.medi-learn.de/AP005

Studentenwohnungsmarkt: www.medi-learn.de/AP006

WG gesucht: www.medi-learn.de/AP007

WG company: www.medi-learn.de/AP008

WG-Homepages: www.medi-learn.de/AP009

WG-Börse: www.medi-learn.de/AP010

Darüber hinaus sind etliche Ratgeber und Checklisten rund um das Thema Umzug und Wohnungssuche im Netz vorhanden, die dir einige wichtige Tipps geben können:

Einfacher umziehen: www.medi-learn.de/AP011

Umzugs-Checkliste: www.medi-learn.de/AP012

Umzugsratgeber: www.medi-learn.de/AP013

Umzugstipps: www.medi-learn.de/AP014

Musterformulare: www.medi-learn.de/AP015

Umzugs-Check: www.medi-learn.de/AP016

Nachsendeservice: www.medi-learn.de/AP017

Mein Umzug: www.medi-learn.de/AP018

UNSER TIPP

Wohnberechtigungsschein

In vielen Städten kannst du einen Wohnberechtigungsschein (sogenannten B-Schein) beantragen, mit dem du – sofern dein Einkommen überschaubar ist – eine günstige Unterkunft ergattern kannst. Und das muss nun wirklich keine Bruchbude sein! Viele Berliner Studenten beispielsweise nutzen diese Möglichkeit. Ebenso solltest du dich erkundigen, ob du, wenn du kein BAföG bekommst, eventuell Anspruch auf Wohngeld hast. Infos erhältst du in der Regel auf den Internet-Seiten der jeweiligen Stadt.

Abenteuer Wohnungssuche

Damit du einen kleinen, realistischen Einblick in das „Abenteuer Wohnungs-suche" bekommst, gibt es an dieser Stelle einen Beitrag von MEDI-LEARN Autorin Yvonne B., die in unterhaltsamer Erzählform von ihren Erlebnissen während der Wohnungssuche zu Beginn ihres Pharmaziestudiums in Marburg berichtet.

Zimmer frei!

Erfreuliche Post von der Uni: Der Studienplatz war mir sicher! Aber wie wür-de mein zukünftiges Zuhause aussehen? In Marburg eingetroffen, grase ich die schwarzen Bretter am Hauptgebäude der Uni ab. Plötzlich lacht mich ein sonnengelbes DIN A4-Blatt an: „Nette WG sucht Dich! Wir (zwei weibliche und ein männlicher Student), suchen eine(n) nette(n) Mitbewohner(in), Kü-che, Bad, ISDN- Anschluss, Tiere sind herzlich willkommen."

Das Herz schlägt höher. Ich denke an Designer-Möbel, eine große Wohn-küche, nackte, gut trainierte Oberkörper von netten Mitbewohnern – wie in der Fernseh-WG von „Unter Uns". Noch halb im Seifenoper-Traum, höre ich eine etwas verschlafene Stimme am Telefon, im Hintergrund das Gebell ei-nes Hundes. „Hallo, ich rufe wegen des Zimmers an." „Einen Moment", sagt die andere Stimme am Hörer. „Ey, da ruft schon wieder jemand für das Zim-mer an!" Das Genuschel der anderen verstehe ich nicht. Mir kommen erste Zweifel. Ob das meine WG ist? „Wann möchtest du dir das Zimmer denn anschauen?" „Am besten wäre heute." Heute ist in Ordnung.

Ein Heim für Tiere

Eine Stunde später steige ich die Treppe eines dunklen Flurs hinauf zu einer Dachwohnung. Während ich mit zittriger Hand die Klingel drücke, stolpe-re ich fast über einen mit Schlamm beschmierten Reitstiefel. Die Tür geht einen Spalt auf. Etwas stürzt auf mich zu, dann sitze ich auf dem Boden. Das Etwas ist feucht und will nicht von meinem Hals weichen. „Jana, Pikko und Dalli weg – kommt zu Herrchen! Keine Sorge, die machen nichts." Ich komme langsam auf die Beine und erkenne, dass Jana ein Bernhardiner, Pikko ein Dackel und Dalli anscheinend ein Labradormischling ist. Ich bin in einer Vetmed-WG gelandet – angehende Tierärzte also. Ein wenig verstört, mit dem Bernhardiner zwischen meinen Beinen herumlaufend, bekomme ich Einblick in die Küche. Neben der Herdplatte: eine offene Dose Hundefut-ter und Möhren. Im Flur lerne ich Pünktchen und Anton kennen, zwei Wid-derhasen mit Schlappohren. Im Wohnzimmer lebt ein Zwerghamster. Als ich mich zu ihm beuge und den Finger durch den Käfig stecke, faucht er giftig. „Ach, das ist Rambo, unser Zwerghamster. Günther hat ihn vor einem Schlangenfraß gerettet. Vorsicht, er beißt."

Schließlich sehe ich „mein" Zimmer, welches recht freundlich wirkt, mit dem hellen Teppich. Doch dieser eigenartig strenge Geruch, den ich kaum zuordnen kann, lässt mich dann doch noch einmal nachhaken. „Ach ja, Katja, die vorher in dem Zimmer gewohnt hat, hatte zwei Chinchilla-Babys. Hat 'ne Weile gedauert, bis die gelernt haben, das Klo zu benutzen. Echt, du riechst das?" Mit den Worten "Wenn du diejenige bist, dann melden wir uns" begleiten mich Franzi und das Hundetrio zur Tür.

Studentenwohnheim oder auch Studentenverwahranstalt

„Juhu" schreie ich, als mir die Wohnheimverwaltung mitteilt, dass ein Zimmer für mich im Studentenwohnheim frei wäre. Schnell ist ein Besichtigungstermin mit dem Hausmeister abgemacht. Die Beschreibung des Wohnheims vom Studentenwerk klang verlockend: uninah, modernisiert, schöner Garten und große Gemeinschaftsräume. Ich male mir meinen akademischen Sehnsuchtsort mit den schönsten Kommilitonen und den wildesten Partys aus. Ja, so richtig studentisch leben, das wollte ich. Meine Illusion wird schnell zerstört, als ich auf einer grünen Wiese vor einem fünfstöckigen, grauen Betonklotz stehe. „Aber gut", sage ich mir, „nicht vom Äußeren abschrecken lassen". Ich lasse mir das Zimmer zeigen. Der Begriff Zimmer erscheint relativ. Ich befinde mich in einer Neun-Quadratmeter-Zweckunterbringung. Tisch, Stuhl, Schrank und Bett mit einer durchgelegenen Matratze, die seltsame Flecken aufweist. Den einzigen netten Anblick, durch das Fenster nach draußen, verwehren dunkelbraune Vorhänge. „Die Sanitäranlagen sowie die Küche sind gemeinschaftlich", erklärt mir der Hausmeister. „Die teilst du dir mit den 14 anderen auf deinem Flur." Beim Betreten der Küche wird mir schnell klar, dass da nicht nur europäische Kochgewohnheiten aufeinander treffen.

Die Küche offenbart eine multikulturelle Geschmackexplosion und erinnert mich an ein Hostel der unteren Preiskategorie. Sauber ist definitiv etwas anderes. Die Küche scheint das Reich der Mikroorganismen zu sein, die sich auf halbleeren Spaghetti-Tellern, angebissenen Pizzastücken und überquellenden Abfalleimern prächtig vermehren. Ein Blick in den Kühlschrank macht mir sofort klar, dass hier kein Platz mehr für meine Sachen wäre, was mich aber aufgrund der merkwürdigen Gerüche nicht traurig werden lässt. Auf dem Herd lese ich den Speiseplan der letzten 3 Monate ab, und die Fülle an Bierflaschen auf den Tischen verrät mir trink- und feierfreudige Mitbewohner. Nein, aus der Traum! Auch wenn ich mich auf vieles einstellen kann, das hier ist zuviel. Zum Wohlfühlen brauche ich doch einen gewissen Hygienestandard und Mitbewohner mit ähnlichen Ansprüchen.

Später habe ich erfahren, dass es das älteste und unbeliebteste Wohnheim in der Stadt ist – daher auch der schnelle freie Platz. Andere Wohnheime sind definitiv sauberer und moderner gestaltet. Viele meiner Kommilitonen haben die ersten Semester im Wohnheim verbracht und sich durchaus sehr wohl gefühlt. Es kommt also darauf an, für sich das richtige Wohnheim zu finden.

Das ZKB in JWD

Es dauert eine Weile, bis ich das beschriebene Haus der nächsten Anzeige, der ich nachging, gefunden hatte. „ZKB in ruhiger Lage, 25 m², möbliert, mit großem Garten und zentraler Anbindung, 200 € warm" stand in der Zeitungsannonce. Die Fahrt führt mich in eines der entlegenen Dörfer um Marburg herum. Es ist das letzte Haus im Dorf, der große Garten entpuppt sich als die angrenzende Weide. Ein ziemlich betagter Herr schüttelt mir überraschend dynamisch und kräftig die Hand. Dahinter sehe ich nun auch seine Frau, eine gutmütig lächelnde, zahnlose ältere Dame im Arbeitskittel.

Die mit „ZKB" betitelte Annonce entpuppt sich als ein der Scheune angegliedertes Zimmer. Die Wandtapete in olivgrün mit großen Kringeln und ein Gemälde mit röhrendem Hirsch verraten, dass das Zimmer seit den 50ern keine Veränderung gesehen hat. Die Kirschbaummöbel wirken gepflegt, das Bett sieht mir jedoch ein wenig schief aus. Die angepriesene Küche erweist sich als Herdplatte. Es geht zum Bad. Eine graue, ebenfalls im 50er-Jahre-Stil „gehaltene" Nasszelle. Der Spülkasten des Klos ist offen. Herr Mayer beginnt zu erklären. Das System sei einfacher, als man zunächst glaubt, man muss nur zwei-, dreimal üben. Wenn man die Kordel zum Abdrücken zieht, dann muss man diesen und jenen Hebel im Kasten umlegen – er demonstriert – und ein bedrohliches Gluckern und Rumoren lassen mich zurückweichen. „Beeilen Sie sich, das Zimmer ist bald weg", sagt Herr Mayer mir zum Abschied.

Zehn Quadratmeter Privatsphäre

Das könnte tatsächlich so sein. Denn die Wohnungslage ist nach Aussage der Studentenwerksverwaltung angespannt. So kommt es zu Semesterbeginn in Marburg nicht selten vor, dass Matratzen im Keller als Notlager für 80 € pro Woche vermietet werden und die Jugendherberge oder gar das Hotel die erste Bleibe für viele Studenten darstellen. Am schlimmsten trifft es hierbei die Nachrücker, also Studenten, die verspätet die Zusage für einen Studienplatz bekommen, nachdem ein anderer Bewerber aus irgendwelchen Gründen zurückgetreten ist. Oft kommen sie in einer Nacht- und Nebelaktion hunderte von Kilometer angereist, um den Studienplatz anzutreten. Für diese gesonderte Delegation hält das Studentenwerk in seinen Heimen aber immer einige Zimmer frei.

Fündig geworden!

So folgt eine Wohnungsbesichtigung nach der anderen. Immer mit einer netten Verabschiedung und der Zusicherung, man würde sich melden, während man schon den nächsten potenziellen Mitbewohner kommen sieht. Und wie so häufig, macht auch hier die Not Freunde. Man grüßt sich untereinander, trifft sich immer wieder und scherzt, ob man denn nicht im schlimmsten Falle eine Zeltsiedlung unter der Brücke eröffnen solle. Bei Einbruch der Dämmerung werde ich doch noch fündig. Tatsächlich zentral gelegen, finde ich Gefallen an einem Zimmer mit 20 m². Die WG ist mir auf Anhieb sympathisch. Vor allem scheint sie „normal" zu sein. Und diesmal soll es so sein: Ich bekomme das Zimmer!

Eigener Herd…

Rückblickend habe ich viele schöne Erinnerungen an meine WG-Zeit: Die Videoabende und die gemeinsamen Verschönerungsaktionen des Badezimmers und des Flurs, das gegenseitige Austauschen von CDs und die gemeinsam durchlebten Lernphasen. Bald werde ich mein allererstes Studentenreich, welches ich nun vier Jahre bewohne, mit einem lachenden und einem weinenden Auge verlassen, wobei die Aussicht auf eine schöne Wohnung mit richtiger Küche, Bad und Waschmaschine schon verlockend ist. Mit zwei Koffern habe ich angefangen, nun werde ich ganz bestimmt einen kleinen Laster zum Auszug brauchen. Aber alles hat seine Berechtigung. Ich habe festgestellt, dass es die kleinen Details sind, die ein Zuhause ausmachen. In diesem Sinne: Ich wünsche allen Anfängern einen guten Start und „Home sweet home"!

Soweit unsere Tipps und Yvonnes Erfahrungen zum Thema Wohnungssuche. Beim Thema Wohnen stellen sich unweigerlich Fragen nach Miete und Bezahlung, oder anders formuliert: Wie finanziere ich eigentlich Leben, Wohnen und Studium? Damit beschäftigt sich unser nächstes Kapitel im Studienführer.

ZUSAMMENFASSUNG

Eigener Herd ist Goldes wert

Der Weg zur neuen Bleibe

Vor das Lernen und Studieren haben die Götter das Finden einer Studen-tenwohnung gesetzt. Es gilt, auf dem Weg zur neuen Bleibe die passende Wohnung zu finden. Die ersten paar Tage kann es empfehlenswert sein, vom Stützpunkt einer Jugendherberge oder einer preisgünstigen Pension aus die Wohnungssuche in Angriff zu nehmen.

Wege zum Ziel

Infrage für das Sichten oder Einholen von Wohnungsangeboten kommen z. B. das eigene Inserat in Zeitung und Stadtmagazin, das Anbringen von Aushängen an Schwarzen Brettern, der Besuch beim Studentenwerk oder bei der Fachschaft und dem AstA („Studentenvertretung" an der Uni). Zudem bieten Wohnungsbörsen im Internet eine nicht unerhebliche Anzahl insbesondere von Studenten-Buden.

Für immer und ewig? Mitnichten! Alles zu seiner Zeit

Manchmal muss die anzustrebende Erst-Wohnung auch nicht für immer be-wohnt werden, sondern dient lediglich als Startpunkt für die nächste Suche – dann allerdings in Ruhe in der Zeit nach dem Studienbeginn.

Ohne Moos nichts los

Tipps für die Studienflnanzierung

Ein Pharmaziestudium kostet einiges: Zeit, Energie, Nerven und vor allem Geld. Rechnet man alle Kosten zusammen, die für den persönlichen Lebensunterhalt, das Wohnen und das Studium selbst ausgegeben werden, so ergibt sich ein Richtwert von 600 Euro, der zur Deckung des Mindestbedarfs notwendig ist. Hier gibt es natürlich erhebliche Unterschiede, die sich abhängig von örtlichen Lebenshaltungskosten, persönlichem Konsumverhalten und dem zur Verfügung stehenden Budget gestalten. Die „Standardausgaben" für Miete, Nahrungsmittel, Mobilität (Bahn, Auto, öffentliche Verkehrsmittel) und Freizeitaktivitäten (Kino, Sport, Reisen etc.) variieren individuell und von Stadt zu Stadt. Dennoch fallen für jeden Studenten aber bestimmte Beträge an, die in jedem Falle berücksichtigt werden müssen.

UNSER TIPP

Studienfinanzierung

Mach dir zu Studienbeginn eine Liste aller Ausgaben und Einnahmen, die du einplanen musst. Das Beste ist, wenn du diese mit deinen Eltern und/oder Freunden, die schon studieren, durchgehst und ggf. korrigierst. So weißt du von Anfang an, was dir zur Verfügung steht.

Zum einen werden an jeder Universität pro Studienhalbjahr so genannte Semestergebühren fällig: Diese setzen sich z. B. zusammen aus Beiträgen für den Verwaltungsaufwand, für den AStA (die Studentenvertretung an der Uni), das Semesterticket (falls es angeboten wird, kannst du damit die öffentlichen Verkehrsmittel kostenfrei nutzen). Der Betrag variiert erheblich, die Spanne reicht von unter 50 bis über 200 Euro pro Halbjahr. Je höher der Betrag, desto größer ist in der Regel das Gebiet, in dem du das Semesterticket nutzen kannst. Teilweise kannst du so mehrere hundert Kilometer Bahnstrecke mit dem Ticket fahren. Wer zum Beispiel in Braunschweig studiert, kann mit dem Zug bis nach Hamburg fahren. Es lohnt sich auf jeden Fall, sich über den Geltungsumfang des Tickets zu informieren. Häufig gibt es auch weitere Ermäßigungen für Studenten.
Zum anderen kommen durch das Anschaffen von Lehrbüchern und ande-

rem (Kopiergeld, Laborkittel und Chemikalien) insbesondere zu Studien-anfang noch weitere Kosten auf dich zu. In späteren Semestern wächst die Notwendigkeit, bestimmte Lehrbücher selbst anzuschaffen, wodurch ger-ne mal Kosten von 100 bis 200 Euro entstehen. Doch vor dem Gang in die Buchhandlung ist abzuwägen, ob nicht das Ausleihen der Bücher aus der Universitätsbibliothek oder das Anfertigen einiger Kopien eine Alternati-ve darstellen könnten.

Durchschnittlich 634 Euro finden sich auf den Konten der Studierenden mo-natlich für die Lebensführung ein. Ein genauerer Blick auf die Verteilung zeigt allerdings zwei interessante Tendenzen: Zum einen muss ein Fünftel der Studenten mit nur 428 Euro und weniger im Monat haushalten, während auf der anderen Seite der Skala beinahe ebenfalls ein Fünftel der Umfrage-teilnehmer über ein Budget von 857 Euro und mehr verfügt.

Welche Geldquellen gibt es?

Diverse Einnahme- und Geldquellen sorgen für Eingänge auf den Konten der Studenten: Die monatliche elterliche Finanzspritze, Zahlungen nach dem Bundesausbildungsförderungsgesetz (BAföG), Kreditprogramme der öffent-lichen Hand, Kindergeld, möglicherweise Stipendien und natürlich die Ein-nahmen aus eigener Arbeit, also aus studentischen Nebenjobs.

Elterliche Unterhaltszahlungen

Die meisten Studenten erhalten finanzielle Unterstützung von ihren Eltern, die sich zwischen einigen hundert und zum Teil über 1000 Euro bewegen. In einer Umfrage haben wir die durchschnittliche elterliche Zuwendung ermittelt, wobei hier die Angaben sehr schwankten: Rund 437 Euro lassen sich die Eltern das monatliche Sponsoring ihrer Zöglinge kosten. Allerdings fallen an den Extremen sowohl dasjenige Zehntel auf, das ohne Elternzu-schuss zurechtkommen muss, als auch diejenigen 30 %, die 605 Euro und mehr im Monat an Unterhaltszahlungen verbuchen können.

Das BAföG

Die Leistungen nach dem Bundesausbildungsförderungsgesetz (kurz: BAföG) werden berechnet in Abhängigkeit von Einkommen und Vermögen von dir und deinen Eltern. BAföG dient für Studierende im Erststudium zur Deckung der Lebenshaltungskosten und kann als sogenannte bedarfsorientierte Förde-rung bis maximal 670 Euro (Höchstsatz inkl. Zuschlag für Kranken- und Pfle-geversicherung) je Monat gezahlt werden. Dabei wird eine vom Studiengang abhängige Förderungshöchstdauer (Pharmazie: acht Semester) zugrunde gelegt. Die Förderungshöchstdauer entspricht der Regelstudienzeit. Bei längerer nachgewiesener Krankheit, Schwangerschaft oder anderen schwerwiegenden Gründen kann sich diese ggf. verlängern. Unter Bedarf versteht das BAföG die Geldsumme, die Auszubildende nach der Vorstellung des Gesetzgebers typischerweise für ihren Lebensunterhalt (Ernährung, Unterkunft, Bekleidung etc.) und ihre Ausbildung (Lehrbücher, Fahrtkosten zur Ausbildungsstätte etc.) benötigen. Die Finanzierung kann bei Aufnahme der Ausbildung bis Vollendung des 30. Lebensjahres erfolgen. BAföG wird vom Gesetzgeber als zinsloses Darlehen gewährt, das im Anschluss an das Studium zur Hälfte, allerdings maximal 10.000 € insgesamt, wieder zurück bezahlt werden muss. Fünf Jahre nach Ablauf der Förderungshöchstdauer (also in der Regel nach Abschluss deines Studiums) wirst du aufgefordert, die Hälfte des seinerzeit in Anspruch genommenen Betrages in erträglichen Monatsraten von z. B. 105 Euro in einem Zeitraum von bis zu 20 Jahren zurückzuzahlen. Es gibt einige Möglichkeiten, die Restschuld nochmals zu reduzieren (bei Zahlung in größeren Teilbeträgen oder für die Prüfungsbesten). Wer sein Darlehen zum Beispiel ganz oder zu größeren Teilen vorher tilgt, kann – je nach Höhe des Ablösungsbetrages – nochmals zwischen 8 und 50,5 % weniger zurückzahlen. Gehörst du zu den 30 % der Prüfungsbesten deines Jahrgangs und hast du zudem dein Studium in der Regelstudienzeit beendet, mindert sich die Restschuld um 15 bis 25 %. Weitere Informationen erteilt das örtliche Studentenwerk an deiner Uni, in dem du auch das BAföG-Amt findest, oder schau auf folgende Webseite: www.medi-learn.de/AP019.

UNSER TIPP

BAföG

Du solltest dir gleich bei der Immatrikulation (Einschreibung) einen Antrag mitnehmen, damit bis zum Studienbeginn der Formalkram erledigt ist und du bei Gewährung recht schnell einen monatlichen Zahlungsfluss erzielst. Es gilt rückwirkend das Datum der Antragseinreichung, sodass bei längerer Bearbeitungszeit eine Nachzahlung erfolgt. Detaillierte Informationen, Gesetzestexte, Möglichkeiten zum Download entsprechender Formulare und einen BAföG-Beispielrechner findest du auf den folgenden Internet-Seiten:

- www.medi-learn.de/AP021

- www.medi-learn.de/AP022

- www.medi-learn.de/AP023

Kindergeld

Anfang 2010 wurden verschiedene Neuerungen bei der Zahlung des Kindergeldes festgelegt. Im Folgenden stellen wir die wichtigsten Fakten dar, für weitere Informationen schau einfach auf folgender Internet-Seite vorbei: www.medi-learn.de/AP024.

Kindergeld wird monatlich in folgender Höhe gezahlt: Für das erste und zweite Kind gibt es jeweils 184 Euro, für das dritte Kind erhalten deine Eltern 190 Euro, für jedes weitere Kind zahlt Vater Staat 215 Euro. Als in der ersten beruflichen Ausbildung stehender Studierender hast du (bzw. haben deine Eltern) bis zur Vollendung deines 25. Lebensjahres Anspruch auf Kindergeld. Die Zahlung verlängert sich bei absolviertem Bundesfreiwilligen- oder Wehrdienst um die entsprechenden Monate. Seit 2012 gibt es im Hinblick auf dein Einkommen keine Einkünfte- und Bezügegrenze mehr, d. h. du brauchst keine Angst zu haben, dass das Kindergeld gestrichen wird, falls du zu viel verdienst (z. B. weil du in den Semesterferien jobbst). Für weitere Einzelheiten in deinem konkreten Fall ist vor Studienbeginn eine Rücksprache mit der Familienkasse der Bundesagentur für Arbeit anzuraten, um die mögliche Zahlung des Kindergeldes für die Zeit des Studiums zu klären.

Eigene Arbeit und Jobben

Viele Studenten verdienen sich durch Nebenjobs ein paar Euro dazu, einige bestreiten gar ihren ganzen Lebensunterhalt durch studentische Tätigkeiten. Das Angebot an Nebenjobs für Studenten ist vielfältig: Neben Klassikern wie Nachhilfe geben, Kellnerjobs in Restaurants und Kneipen, Pizza ausliefern, Paketverfrachten bei der Post und Promotion-Tätigkeiten im Tierkostüm gibt es einige Nebentätigkeiten, die nicht nur Geld einbringen, sondern vor allem auch eine inhaltliche Nähe zur Pharmazie aufweisen. Solche Jobs sind natürlich besonders sinnvoll. So bieten sich Posten als wissenschaftliche Hilfskraft (HiWi) an deinem pharmazeutischen Institut an: Hier kannst du den Professoren oder Doktoranden im Labor helfen, in der Bibliothek arbeiten oder – wenn du schon einige Semester studiert hast – als Betreuungskraft bei Laborpraktika in der Chemie oder Pharmazie helfen. In der Regel werden Verträge auf Stundenbasis abgeschlossen. Allerdings ist bei jeder Tätigkeit darauf zu achten, ob diese mit dem sehr zeitintensiven Studium vereinbar ist.

UNSER TIPP

Nebenjob

Besonders für Pharmaziestudenten sollte der Job nebenbei auch als solcher verstanden werden. Das Studium hat Priorität! Außerdem sind die aktuellen Einkommens-Höchstgrenzen (u. a. für das BAföG) zu beachten.

Auch im Forum von MEDI-LEARN wird das Thema Jobben immer wieder diskutiert:

* Wie viele Stunden sollte man max. pro Monat jobben?
  www.medi-learn.de/AP026

* Arbeiten und Studieren gleichzeitig
  www.medi-learn.de/AP027

Geld regiert die Welt – Wichtige Finanzquellen im Überblick

Nachfolgend möchten wir dir zu den wichtigsten Finanzquellen für Studenten (BAföG, KfW-Studienkredit, Bildungskredit, Studienbeitragsdarlehen einzelner Bundesländer) wichtige erläuternde und zusätzliche Informationen geben. Bitte beachte zu diesem Thema unbedingt auch die abschließenden Hinweise sowie die nützlichen Tipps am Ende dieses Abschnittes.

Der KfW-Studienkredit

Zur Finanzierung von Lebenshaltungskosten im Erststudium kannst du den sog. Studienkredit der Kreditanstalt für Wiederaufbau (kurz: KfW) in Anspruch nehmen. Die KfW-Förderbank vergibt diesen Wissenskredit u. a. an Studenten. Die Zahlungen werden unabhängig vom Einkommen der Eltern errechnet. Die Auszahlung von Monatsbeträgen zwischen 100 Euro und 650 Euro ist möglich, die Zinsobergrenze liegt derzeit bei 8,6 %. Der Finanzierungsbeginn kann bis Vollendung des 31. Lebensjahres erfolgen. Die Höchstdauer liegt bei zehn Fachsemestern, auf begründeten Antrag hin ist

eine Verlängerung um weitere max. vier Semester möglich. Nach Abschluss des Studiums müssen für einen Zeitraum zwischen sechs bis 23 Monaten zunächst keine Rückzahlungen vorgenommen werden (sog. Karenzphase). Dann setzt die

UNSER TIPP

Studienkredit

Ausführliche Infos bekommst du unter:
* www.medi-learn.de/AP028

Tilgungsphase mit Rückzahlung des in Anspruch genommenen Betrages in einem Zeitraum von meist zehn, maximal 25 Jahren ein.

Der Bildungskredit

Eine weitere Finanzquelle des Bundes in fortgeschrittenen Ausbildungsphasen stellt neben BAföG der Bildungskredit dar. Es handelt sich um ein zeitlich befristetes Kreditprogramm mit geringen Zinsen, das in der Studien-Endphase einen erfolgreichen Studienabschluss sicherstellen soll. Die Förderung sollte mindestens drei und kann maximal 24 Monate in Anspruch genommen werden. Sie ist bis zur Vollendung des 36. Lebensjahres möglich. Der Bildungskredit wird unabhängig von Einkommen und Vermögen der Eltern gewährt, meist werden 300 Euro monatlich (Förderungshöchstsumme: 7.200 Euro) durch die KfW-Förderbank gezahlt. Eine Einmalzahlung bis zu 3.600 Euro ist auf Antrag in Fällen eines begründeten, erhöhten außergewöhnlichen Aufwands (z. B. kostenintensive Arbeitsmaterialien) möglich. Da es sich um einen „offiziellen Kredit des Bundes" handelt, sind die Konditionen (Zinshöhe, Rückzahlung) recht günstig. Die Rückzahlung beginnt vier Jahre nach der ersten Auszahlung in Raten zu augenblicklich monatlich 120 Euro. Achtung: Das Budget wird jährlich neu festgelegt und die Mittel sind begrenzt. Es besteht also – anders als beim BAföG – kein Rechtsanspruch auf den Erhalt von Leistungen. Du kannst den Bildungskredit schriftlich beim Bundesverwaltungsamt (Postanschrift: Bundesverwaltungsamt (BVA), 50728 Köln) oder online unter www.medi-learn.de/AP029 beantragen.

UNSER TIPP

Bedarfslücke und Tilgungskalkulator

Auf den Seiten der KfW-Förderbank stehen zwei sinnvolle Hilfen zur Verfügung, die dich bei der Entscheidung für eine Kreditaufnahme aus den hier beschriebenen Quellen unterstützen: Du kannst zum einen deinen monatlichen Finanzbedarf genau berechnen und dann feststellen, ob sich bei dir eine Lücke im Bedarf ergibt, die es z. B. durch einen Nebenjob, BAföG oder aber einen Kredit zu überbrücken gilt. Weiterhin kannst du im Tilgungsrechner die genaue monatliche Belastung in der Rückzahlungsphase nach dem Studium durchspielen und so einen Eindruck erhalten, mit welchen zusätzlichen Belastungen du dann im Berufsleben zu rechnen hast.

- Bedarfslücke erkennen: www.medi-learn.de/AP030
- Tilgungsrechner: www.medi-learn.de/AP031

Wichtiger Ratschlag zum Schluss

Kredite sind verlockend und für Studenten vergleichsweise leicht erhält-lich. Achtung: Sei hier bitte sehr kritisch und bedenke, dass du im Falle der Inanspruchnahme eines Kredits bei Berufsbeginn bereits einen nicht uner-heblichen Schuldenberg vor dir herschieben könntest, der sich – über viele Jahre – als monatliche Belastung spürbar bemerkbar machen kann. Über-lege also gut, ob und wie viel Geld zur Studienfinanzierung du dir auf die-sen Wegen organisieren möchtest. Möglicherweise bist du mit einem klei-nen studentischen Nebenjob ebenso gut bedient.

Blutspende und Co.

Für Pharmaziestudenten eine in jeder Hinsicht nahe liegende Einnahmequel-le ist das Blutspenden. Wer sich an den Blutspende-Dienst z. B. der Uni-Kli-nik wendet, bekommt nicht nur Erbsensuppe oder Schnittchen als Entloh-nung, sondern auch bares Geld. Rund 25 Euro erhält man für eine Spende, bei der 450 ml Blut abgezapft werden. Bei regelmäßigem Spenden kommt man eventuell auch für eine Thrombozyten-Entnahme in Frage, für die noch mehr gezahlt wird. Für Doktorarbeiten oder andere Studien werden oft Pro-banden gesucht, die beispielsweise Konzentrationsaufgaben lösen oder im Schlaflabor übernachten müssen. Auch hier winken je nach Aufwand ein paar Scheinchen. Es lohnt sich also auch als Pharmaziestudent, mal einen Blick in die anderen Institute zu werfen ...

Den Studi-Status clever nutzen

Der Studenten-Ausweis als Rabatt-Kärtchen: Zum einen gilt er an vielen Standorten als Ticket für den öffentlichen Nahverkehr der Stadt, in der du studierst, oft auch für den ganzen umliegenden Verkehrsverbund (sofern es entsprechende Vereinbarungen mit dem ÖPNV-Betreiber gibt). Manch-mal kannst du sogar weitere Personen „auf dem Ticket" mitnehmen. Das ist praktisch bei Besuch! Zum anderen bekommst du in vielen Kinos, Theatern, Schwimmbädern, Museen, Discos, Restaurants und anderen Einrichtungen Rabatte gewährt. Als Student erhältst du bei vielen Banken ein kostenloses Girokonto. Für Auslandsaufenthalte, egal ob Urlaub oder im Rahmen des Studiums, lohnt sich die Beantragung eines internationalen Studierenden-ausweises (mehr Infos unter www.medi-learn.de/AP043), der so gut wie überall anerkannt wird, wo es Studi-Rabatte gibt. Darüber hinaus können auch Zeitungen und Zeitschriften, Handytarife, Reisen, Flüge, Computer, Bücher und vieles mehr als Student günstiger erworben werden. Solltest du dir also mal etwas anschaffen wollen: Ein bisschen Stöbern im Internet lohnt sich! In jedem Fall solltest du deinen Studentenausweis sorgfältig aufbewahren (Kopie anfertigen) und das Original immer bei dir tragen.

Stipendien

Eine ganze Reihe von Institutionen gewährt besonders befähigten oder engagierten Studenten Stipendien, also Zuwendungen in materieller und immaterieller Form. Wie ein solches Stipendium zu bekommen ist, was man als Stipendiat beachten muss und welche Vorzüge man im Einzelnen dadurch genießt, ist so unterschiedlich wie die verschiedenen Organisationen, die Stipendien vergeben: Die Einrichtungen sind in kirchlicher Trägerschaft, werden von der Industrie unterstützt oder sind parteinah. Vom Evangelischen Studienwerk bis zur Rosa-Luxemburg-Stiftung decken sie so ein breites Spektrum gesellschaftlicher Interessengruppen ab.

Studienstiftung des deutschen Volkes

Die Studienstiftung des deutschen Volkes ist das älteste deutsche Begabtenförderwerk; seit 1925 werden Studentinnen und Studenten gefördert – finanziell, aber auch ideell, also durch Workshops, Mentorenprogramme, Sprachkurse etc. Stipendiaten erhalten ein Lebenshaltungsstipendium von monatlich bis zu 597 Euro, zusätzlich noch ein monatliches Büchergeld. Lange Zeit mussten Studierende darauf hoffen, von der Schule oder durch Hochschulprofessoren für das Stipendium vorgeschlagen zu werden. Eine direkte Bewerbung durch einen Studierenden war 80 Jahre lang nicht vorgesehen. Erst seit Februar 2010 ist dies möglich. Heute kann jeder Student sich selber für das Stipendium bewerben! Den „klassischen" Weg über eine Empfehlung gibt es heute aber ebenfalls noch.

Wie läuft die Selbstbewerbung ab?

Studierende im ersten oder zweiten Studiensemester (bezogen auf den Zeitpunkt der Anmeldung) können sich auf der Webseite der Studienstiftung (www.studienstiftung.de) zu einem Auswahltest anmelden. Dies ist ein allgemeiner Studierfähigkeitstest, er misst also kein Fachwissen, sondern Fähigkeiten, die für erfolgreiches Studieren wichtig sind. Er wird computergestützt in wohnortnahen Testzentren unter Aufsicht durchgeführt. Zahlreiche Beispielaufgaben stehen auf der Website kostenfrei zur Verfügung. Die Studienstiftung verlangt eine Gebühr für die Teilnahme, und zwar normalerweise 50 Euro. Die reduzierte Teilnahmegebühr beträgt 25 Euro (für BAföG-Empfänger und Studierende aus nicht-akademischen Elternhäusern). Das Verfahren wurde von der ITB Consulting entwickelt.

Wie geht es nach dem Test weiter?

Die besten Kandidaten werden dann zu einem mündlichen Auswahlverfahren („Auswahlseminar") eingeladen. Meist bestehen die Verfahren aus zwei Einzelgesprächen und Gruppendiskussionen mit Kurzreferaten. Übrigens ist diese letzte Auswahlrunde für alle Kandidaten gleich; egal, ob sie sich selbst beworben haben oder vorgeschlagen wurden. Anhand eines Erfahrungsberichts stellen wir die Förderung durch die Studienstiftung des deutschen Volkes vor.

Das Auswahlgespräch

Ricarda M. studiert in Heidelberg und erhält ein Stipendium der Studienstiftung des deutschen Volkes. Die Studienstiftung versteht sich als eine politisch und weltanschaulich unabhängige Stelle zur Vergabe von Stipendien. Ricarda erinnert sich an das Aufnahmewochenende und die ersten Semester der Förderung, die sie bislang erhalten hat:

 „Es begann alles nach der mündlichen Abiturprüfung. Unser Schulleiter hatte mich nach der Bekanntgabe der mündlichen Abiturnoten zu einem persönlichen Gespräch gebeten, in dem er mir mitteilte, dass er mich für ein Stipendium der Studienstiftung vorschlagen möchte. Als ich erfahren wollte, womit ich mir das denn verdient habe, lobte er mein Engagement in verschiedenen AGs unserer Schule. Ich war Mitglied der Bibliothek-AG, der Schulgarten-AG und der Ökologie-AG. Kurz nach Semesterstart und Beginn des Pharmaziestudiums erhielt ich einen Brief der Studienstiftung. Ich wurde zu einem Wochenende eingeladen, an dem Auswahlgespräche stattfinden sollten. Mit gemischten Gefühlen fuhr ich hin. Nach der ersten Kennenlern-Runde am Freitag ging dann das offizielle Programm für den Samstag/Sonntag los: Jeder hatte in einer Gruppe zu sechs Personen ein ausführlicheres Referat vorzutragen, das dann anschließend im Gruppenkreis diskutiert wurde. Zudem fanden zwei Einzelgespräche mit Mitgliedern der Auswahlkommission über rund 45 Minuten statt, in denen über den Lebenslauf, die persönlichen Ziele und die Motivation für das Studium gesprochen wurde. Es lief sehr locker ab. Ich konnte mich so geben, wie ich immer bin, und habe nicht versucht, mich zu verstellen oder besonders klug zu wirken. Ein paar Wochen später kam die Zusage per Post. Einen kleinen Jubelsprung im Hausflur nach dem Öffnen des Briefes habe ich dann schon gemacht, als ich las, dass ich als Stipendiat in die Studienstiftung aufgenommen worden bin!
Ich erhalte nun 520 € Stipendienbetrag und 80 € Büchergeld. Dafür muss ich nach jedem Semester einen kleinen Bericht über meine Erfahrungen beim

Vertrauensdozenten abgeben. Das ist ein Hochschullehrer, der die Studienstiftler an der Uni betreut. Zudem treffen wir uns meist einmal pro Semester zu einem Grillabend oder einem Theaterbesuch oder gehen zusammen ins Museum, um uns gegenseitig kennen zu lernen und untereinander auszutauschen. Die Studienstiftung bietet zudem sogenannte Sommerakademien an; das sind Seminare zu wissenschaftlichen und künstlerischen Themen. Hinzu kommen Sprachkurse und die Unterstützung bei der Vorbereitung und Durchführung von Auslandsaufenthalten. Das ist schon super!"

Fazit zum Thema Studienfinanzierung

Money makes the student's world go round. Wer das erste Mal seinen eigenen Hausstand finanzieren muss, bei den Buchpreisen für pharmazeutische Werke Schwindelanfälle bekommt und daraufhin vor dem Konservenregal die Entscheidung trifft, zur besonders günstigen Ravioli-Dose zu greifen, der wird merken: Ein Haushaltsplan muss her. Viele Studenten erstellen deshalb einen groben Einnahmen-Ausgaben-Vergleich, mit dem sie ungefähr einschätzen können, wie viel Geld sie nach Abzug der fixen Kosten (Miete, Nebenkosten, Versicherungen etc.) für den Uni-Bedarf und für Lebensmittel, Freizeit und Fahrten benötigen. So lässt sich recht einfach berechnen, wie viel Geld reinkommen muss. Was Eltern, BAföG und andere Töpfe nicht leisten können, muss selbst erbracht werden. Wie schon gesagt: Der Nebenjob sollte als solcher verstanden werden. Aber er kann auch einen Ausgleich zum trockenen Uni-Alltag bieten. Bei der Auswahl der Beschäftigung darf man ruhig etwas wählerisch sein – es gibt oft interessante und gut bezahlte Jobs.

ZUSAMMENFASSUNG

Ohne Moos nix los

Mindestbedarf
Rund 600 € monatlich brauchst du als Student, um den Mindestbedarf zu de-cken. Neben Miete und Nahrungsmitteln werden Semestergebühren (örtlich an der Uni zu entrichten) ebenso fällig wie mancherorts Studiengebühren. Auch die Lehrbuch- und Materialkosten (z. B. Glasbruch, Chemikalien) fordern ihren Tribut und nagen am Geldbeutel.

Elterliche Finanzspritze
Im Durchschnitt erhalten Studenten monatlich 437 € von ihren Eltern dazu. Die Beträge variieren in diesem Bereich allerdings stark.

BAföG
Leistungen nach dem Bundesausbildungsförderungsgesetz (BAföG, Anträge gibt es beim Studentenwerk oder BAföG-Amt) nehmen nur 20 % der Pharma-ziestudenten in einer Höhe von durchschnittlich 250 € in Anspruch. BAföG wird in der Regel höchstens zehn Semester gewährt und muss im Anschluss zur Hälfte wieder zurückgezahlt werden. Wer besonders gut im Studium abschneidet oder viel auf einmal zurückzahlen kann, dem wird zusätzlich noch mehr von seiner Rest-Schuld erlassen.

Kindergeld
Exakt 184 € monatlich für das erste und zweite Kind sowie 190 € für das dritte und 215 € für jedes weitere Kind (Stand: 2015) zahlt Vater Staat für die in der ersten beruflichen Ausbildung stehenden jungen Menschen bis zum 25. Lebensjahr.

Jobben und eigenes Geld erwirtschaften
Auch an der Uni bieten sich dir als Pharmaziestudent einige Nebenjobs: Sei es als Aushilfe im Labor, als wissenschaftlicher Hilfsmitarbeiter (Hiwi) oder als Blutspender – die Palette der Erwerbsmöglichkeiten ist sehr vielfältig.

Weitere Geldquellen
Bildungskredit und KfW-Studienkredit sowie Stipendien stellen weitere mögliche Quellen zur anteiligen oder vollen Finanzierung des Studiums dar.

Endlich geht es los!

Die ersten Tage an der Uni

Nun kann es endlich losgehen: Nach Erhalt der Zusage für den Studienplatz steht das erste Semester ins Haus und eine wichtige Phase im Leben vor der Tür. Mindestens vier Jahre Studium mit vielen Eindrücken und Erfahrungen warten darauf, begonnen zu werden.

Einschreiben

Eines gleich vorweg: Viele neue Gesichter, große Gebäude, zahlreiche Formulare und Fragen über Fragen. Unklarheiten sind besonders in den ersten Uni-Tagen vorprogrammiert. Hier gilt es, nicht zu zögern und stattdessen freundlich und höflich fragen, wenn man etwas nicht verstanden hat oder nicht weiß, an wen man sich wenden kann. Jeder ältere Student, dem du begegnest, kennt diese Probleme aus eigener Erfahrung und wird dir in der Regel gerne weiterhelfen! Zunächst erfolgt die offizielle Einschreibung im Studiendekanat/Studiensekretariat. Dies geschieht meist im September/Oktober für das Wintersemester bzw. im März/April für das Sommersemester. Dazu solltest du einen entsprechenden Brief erhalten haben, der über die Termine und die örtlichen Gegebenheiten (z. B. Campusplan, Einrichtungen, Ansprechpartner etc.) informiert. Bei der Einschreibung bekommst du eventuell ein Studienbuch ausgehändigt, in das du später die in den jeweiligen Semestern erhaltenen Scheine einheften kannst. Bei der Einschreibung werden dir oftmals auch wichtige Unterlagen ausgehändigt, die du für Behörden und andere Einrichtungen benötigst: Immatrikulationsbescheinigungen (in mehrfacher Ausführung zur Vorlage beim BAföG-Amt, bei der Krankenkasse, bei der Kindergeldstelle, etc.) sowie dein Studienausweis.

Belegen

Der zweite offizielle Teil, den du möglicherweise noch absolvieren musst, ist die Kursbelegung. An den meisten Unis wirst du in fast allen Semestern deinen Stundenplan quasi in die Hand gedrückt bekommen, musst dich also um nichts mehr kümmern. An manchen Unis oder für manche Fächer musst du dich jedoch selbstständig um einen Platz im Seminar bemühen. Wie das an deiner Uni gehandhabt wird, erfährst du in der Erstsemesterwoche.

Erstsemesterwoche

Hast du den eher formellen Teil der Einschreibung hinter dir gelassen, darfst du dich auf die sogenannte Erstsemesterwoche mit vielen Einführungsveranstaltungen freuen, die das Zurechtfinden an der Uni und im Studienalltag erleichtern. Die Erstsemester werden von Studenten höherer Semester liebevoll „Erstis" genannt, daher heißen diese Wochen an vielen Universitäten „Erstiwochen". Meist in studentischer Initiative von der Fachschaft (quasi die Schülervertretung der Uni) organisiert, werden hier in kleinen Gruppen Rundgänge über das Universitätsgelände gemacht und für jeden neuen Studenten wichtige Fragen beantwortet: Wo liegt die Mensa, in der du Mittag essen kannst? Wo findest du die Bibliothek(en), um Lehrbücher auszuleihen? Wo sind die Hörsäle, Labore und Seminarräume? Und vor allem: An welchen Veranstaltungen nehme ich überhaupt teil? All das erfährst du jetzt ebenso wie die Info, wo du dir Kittel und Schutzbrille kaufen kannst, die du ab jetzt häufiger tragen wirst. Manche Fachschaften organisieren darüber hinaus gemeinsame abendliche Kneipentouren durch die, für viele noch unbekannte, Unistadt. Mitmachen, selbst wenn du kein Kneipengänger bist! Schließlich kannst du hier deine Kommilitonen etwas besser kennen lernen.

Einführungsveranstaltungen

Nun geht es endlich richtig los: Die Begrüßungsvorlesung steht auf dem Plan. Meist wird sie durch den Dekan (Fakultätsleiter) oder den Institutsleiter gehalten. Hier erfährst du in der Regel ein wenig über den Studiengang und was du in den nächsten Semestern zu absolvieren hast. Meist ab der zweiten Woche beginnen die Vorlesungen, die du im ersten Semester hören solltest. Für viele sind die großen Säle gewöhnungsbedürftig, in denen oft mehr als hundert Studenten Platz finden. Es wird aber schnell zur Normalität. Wichtig sind noch zwei Abkürzungen im Zusammenhang mit den Veranstaltungen: s. t. und c. t. Schaust du in das Vorlesungsverzeichnis, so steht hinter den Vorlesungen oftmals eine dieser beiden Abkürzungen, die etwas über den Zeitpunkt des Beginns der Veranstaltung aussagen. Mit s. t. bezeichnete Veranstaltungen beginnen zur vollen Stunde. 8 Uhr bedeutet also ein Beginn um Punkt 8:00 Uhr. Mit c. t. bezeichnete Veranstaltungen beginnen eine Viertelstunde später (das sogenannte akademische Viertel). 8 Uhr c. t. bedeutet also ein Beginn um 8:15 Uhr. Die Abkürzungen stammen aus dem Lateinischen und besagen s. t. = sine tempore = ohne Zeit bzw. c. t. = cum tempore = mit Zeit. Veranstaltungen, für die die Termine nicht zur vollen Stunde angesetzt sind, zum Beispiel um 10:30 Uhr, beginnen ebenfalls s. t., das heißt pünktlich um halb elf Uhr.

Erstsemester-Party und Ersti-Fahrt

Absolutes Pflichtprogramm für den Unistart sind die Erstsemester-Party (die nicht die einzige Party bleiben wird) und die Ersti- Fahrt, die an einigen Unis von den Fachschaften organisiert wird. Nutze die Chance, in ungezwungener und lockerer Atmosphäre die anderen Neuankömmlinge kennenzulernen und gemeinsam ein wenig den Beginn des Studiums zu feiern: Vier Jahre eines eindrucksvollen, erfahrungs-, lern- und lehrreichen Studiums liegen vor euch! Auch wenn nicht jeder, den man bei diesem „extreme kennenlearning" auftut, gleich ein Freund fürs Leben wird, ist das Knüpfen von Kontakten wichtig. Denn je mehr Leute du kennst, desto weniger rat- und orientierungslos wirst du vor den vielen kleinen Hürden stehen, die der Studienbeginn mit sich bringt. Gemeinsam lässt sich vieles leichter bewältigen!

Nicht verzagen!
Ein paar Bemerkungen zum Unistart

Der Start an der Universität bedeutet auch: Ein neuer Lebensabschnitt beginnt. Eine neue Stadt, die erste eigene Wohnung, mehr oder weniger weit entfernt von Familie und Freunden, zahlreiche neue positive wie auch negative Eindrücke, viele Fragen und Unklarheiten: Alles in allem ergibt sich eine Herausforderung, die unglaublich spannend ist, aber auch zu Unbehagen führen kann. Die eingangs erwähnte, neu erlangte „Freiheit" kann bisweilen umkippen in das komische Gefühl, plötzlich mit allem alleine dazustehen. Jeder „Frischling" hat irgendwann mal einen Kloß im Hals. Daher ist es ganz wichtig, möglichst früh Anschluss zu suchen und viel gemeinsam mit den neuen Mitstudenten zu unternehmen. Übrigens auch am Wochenende, denn wer immer sofort im Anschluss an die letzte Veranstaltung heimfährt, hat es schwerer, sich hineinzufinden und Kontakte zu knüpfen. Ehemalige Schulkollegen anzurufen oder ihnen zu mailen, kann auch hilfreich sein. Viele von ihnen fangen schließlich ebenfalls gerade mit dem Studium an, sodass man sich über die ersten Erfahrungen austauschen kann. Soviel ist sicher: Nach einiger Zeit wird sich der Nebel lichten, vieles wird verständlicher, leichter und im Nachhinein wird alles gar nicht so schlimm gewesen sein. Auf keinen Fall solltest du den Mut verlieren! Stattdessen freue dich lieber darüber, dass du jetzt Pharmazie studierst! Es dauert auch gar nicht so lange, dann hat dich der studentische Alltag erfasst, und der ist für Pharmazeuten nicht immer die helle Freude, sodass du dir die turbulente Zeit des Uni-Auftakts manchmal zurückwünschen wirst. Solltest du allerdings in Anbetracht der neuen Lebenssituation mit sehr starken Ängsten zu kämpfen haben, die dein Wohlbefinden über das übliche und normale Maß hinaus beeinträchtigen, so zögere bitte nicht, dich an die Psychologische Beratungsstelle deiner Uni zu wenden, damit du mit professioneller Hilfe die Kraft wiederfindest und für das Studium verwenden kannst.

 Das Leben eines Erstis schildert Karoline B. in ihrem Erlebnisbericht:

Alles halb so schlimm – Aus dem Leben eines Erstis

Der Papierkrieg mit der SfH und dem Studentenwerk war vorbei. Der Studienplatz und ein Zimmer im Wohnheim waren gesichert. Da flatterte eines Morgens ein Brief vom Dekan in den Briefkasten meines neuen Heims. Ich erfuhr, dass in ein paar Tagen eine „obligatorische Einführungsveranstaltung" stattfinden würde. Obligatorisch ... Das klang schon vieldeutig. Die bis dahin verdrängte Angst vor dem Studienstart brach nun prompt aus. Fragen über Fragen quälten mich nächtelang. Dann war es schließlich soweit.

„Bist du auch ein Erstsemestler?"

Den Panikreaktionen meines Körpers hilflos ausgeliefert, näherte ich mich unsicher der Menge, die vor dem Hörsaal stand. Ich nahm all meinen Mut zusammen und sprach eine der Personen an: „Und, bist du auch ein Erstsemestler?" Als ich die Antwort: „Ja, du auch?" erhielt, fiel mir nicht nur ein Stein vom Herzen, sondern meine Angstschweißproduktion nahm auch merklich ab. Zusammen mit meiner neuen Kommilitonin betrat ich den Hörsaal und wir sahen uns erst einmal um. Nach den trockenen Begrüßungsreden von diversen Menschen, bei denen ich bis heute nicht sicher bin, welche Funktion sie an der Uni haben, stellte sich die Fachschaft vor.

Die Fachschaftler, eine gutherzige Spezies für sich, führten uns über den Campus und mir schwirrte nur „Reizüberflutung" im Kopf herum. Freundlicherweise lieferten sie uns auch noch Infos über die Profs, die besten Bücher, das Uni-Leben an sich, die Partyzone der Stadt und die Mensa. Ganz ehrlich: Ich habe nichts behalten. Wie ich später erfahren sollte, ging es meinen Kommilitonen da ganz ähnlich.

Geradezu mit Infos beworfen

Danach wurden wir in die Mensa geführt. Ein fataler Fehler, wenn man jemanden von der Schönheit des Studentendaseins überzeugen will. Mit halbwegs sattem Magen und auf jeden Fall übersättigt an Infos wurden wir dann noch bei gefühlten 50 Grad fotografiert. Heute schmunzelt man darüber, damals empfand man es als Schikane. Nach der Session versammelten wir uns in einem anderen Hörsaal und wurden über den Ablauf des Studiums und die Scheine informiert. Auch hier hätte ich gerne etwas zum Schreiben mitgehabt, denn man wurde geradezu mit Infos beworfen. Fix und fertig verließ ich nach fast acht Stunden den Campus. Zu müde und fürs Angsthaben viel zu beschäftigt, wartete ich auf den ersten „richtigen" Uni-Tag.

Studenten aus höheren Semestern helfen gerne weiter!

Der erste Unitag kam schneller als man dachte und schockierte mehr als man erwartet hätte: zunächst eine Vorlesung in Chemie, danach Biologie, Mathematik, Terminologie. Nach kurzer Begrüßung ging es los mit Orbitalmodell, Zytologie, Statistik ...

Nach einiger Zeit gewöhnte ich mich daran. Auch wenn es noch deutlich härter ist als in der Schule, macht das Studium ungeheuren Spaß und man lernt unheimlich schnell neue, nette Leute kennen, die über die gleichen Witze lachen wie man selbst. Und wenn man mal nicht weiter weiß oder sich verlaufen hat, sind immer noch die Studenten aus den höheren Semestern da, die mit einem Lächeln auf den Lippen weiterhelfen werden. Zögere nicht, sie zu fragen – ihnen ging es früher genauso! Hier noch ein paar Tipps, die dir den Anfang erleichtern werden: Keine Panik, alles halb so schlimm. Suche Kontakt zu anderen Erstsemestlern, denn gemeinsam findet sich vieles leichter! Kaufe dir einen Stadtplan und einen Busfahrplan/S-Bahnplan. Versuche dir schon vor dem Vorlesungsbeginn einen Bibliotheksausweis und eine Mensa-Card zu besorgen und informiere dich, wo die Fachschaft ist. Dort bekommst du zum Beispiel später die Altfragen, mit denen du gezielt für die Klausuren lernen kannst. Außerdem hilft dir die Fachschaft immer gerne weiter: Sie ist ein wichtiger Anlaufpunkt.

Beschaffe dir einen Internetzugang, denn oft sind Skripte, Klausurergebnisse, Stundenpläne und ähnliches nur über Online-Portale erhältlich. Kaufe keine Bücher vor dem Studium! Warte erst einmal ab, was die Professoren raten und frage dann ggf. noch die Fachschaft oder höhere Semester. Oft gibt es gute Alternativen wie die Aushänge an den sogenannten „Schwarzen Brettern" (Pinnwände) mit diversen Angeboten zu gebrauchten Büchern.

ZUSAMMENFASSUNG

Endlich geht es los!

Einschreiben als Student

Kurz vor Semesterbeginn schreibst du dich offiziell als Student der Pharmazie an einer bundesdeutschen Hochschule ein (Immatrikulation). Hierbei füllst du im Studiendekanat bzw. -sekretariat die nötigen Formulare aus. Auch zu späteren Semestern musst du dich jedes Mal wieder als Student rückmelden. Bei der Immatrikulation erhältst du wichtige Nachweise zur Vorlagen bei Behörden, BAföG-Amt und Kindergeldstelle.

Kursbelegung

Höchstwahrscheinlich wirst du deinen Stundenplan in der Einführungsveranstaltung in die Hand gedrückt bekommen. Du musst dich also nicht groß darum kümmern, welche Kurse/Veranstaltungen du zu besuchen hast. An manchen Unis oder auch für bestimmte Veranstaltungen kann es aber erforderlich sein, sich vorher anzumelden. Wie genau das an deiner Uni abläuft, erfährst du in der Erstsemesterwoche.

Die Erstsemesterwoche

Keine Sorge, es gibt bereits ein Empfangskomitee, das die neuen Studenten an die Hand nimmt: In der sogenannten Erstsemesterwoche zeigen dir erfahrene Studenten höherer Semester die wichtigsten Stellen an der Uni (Mensa, Bibliothek, Hörsäle, Laborräume) und führen dich auf dem Gelände herum. Hier hast du Chance und Gelegenheit, erste Kontakte zu deinen Mitstudenten zu knüpfen.

Weitere Einführungsveranstaltungen

Die erste Vorlesung mit offizieller Begrüßung hält meist der Dekan, doch auch und gerade die weiteren Einführungsveranstaltungen sind einen Besuch wert: In der ersten Semesterwoche wird dir in den Vorlesungen ausführlich erklärt, was dich alles erwartet und worauf du achten musst. Gewöhne dir gleich die universitäre Uhrzeit von s. t. und c. t. an, die besagt, dass eine Vorlesung zur vollen Stunde bzw. eine viertel Stunde später beginnt.

Erstsemester-Party

Du solltest die obligatorische Erstsemester-Party auf keinen Fall verpassen, um deine Kommilitonen kennenzulernen und in den Uni-Alltag reinzufeiern.

Nicht gleich die Buchhandlung plündern!

Literaturtipps zum Semesterstart

Eigentlich müsste es „Literaturtipps *nach* Semesterstart" heißen, denn wenn du dein erstes Semester beginnst, brauchst du dir im Vorfeld oder am ersten Unitag zunächst noch keine Bücher zu kaufen. Davon raten wir dringend ab, denn entweder ist das erstandene Werk (trotz seines Aufklebers „für Studienanfänger") nicht das richtige für die Veranstaltung oder du kommst persönlich nicht damit klar. Hinweise zu relevanten Büchern bekommst du in den jeweiligen Veranstaltungen. Doch da beginnt schon das nächste Dilemma: Nicht immer sind die Bücher die besten, die dir hier empfohlen werden. Oftmals stellen die Professoren in den Vorlesungen unterschiedliche Bücher für ihr Fach vor und proklamieren, welches Buch das absolut wichtige und richtige für ihr Fach sei. Gerne natürlich auch ihr eigenes! Die Erfahrung zeigt, dass einige Professoren häufig sehr umfangreiche, seitenstarke Lehrbücher empfehlen, die nicht immer unbedingt auch für studentische Belange passend sein müssen. Einmal mehr können dir hier die Studenten höherer Semester weiterhelfen. Oftmals ist es so, dass aus studentischer Sicht eher kürzere Lehrbücher für das Studium empfohlen werden. In diesen wird kompaktes Wissen präsentiert, das an den Prüfungen orientiert ist. Oft hat auch die Fachschaft eine Liste mit relevanten Büchern erstellt. In den Fächern des ersten Studienabschnitts werden dir viele Themen der Schulzeit wiederbegegnen, besonders aus den naturwissenschaftlichen Fächern. Es kann sehr hilfreich sein, dann den Stoff noch einmal in den Werken nachzuschlagen, mit denen du in der Oberstufe gearbeitet hast.

Standardlehrbücher oder lieber Kurz- und Kompaktlehrbücher?

Grundsätzlich unterscheidet man folgende Buchtypen:
Das Standardlehrbuch = groß, seitenstark, viele detaillierte Erläuterungen zum Lernstoff. Das Kompakt- oder Kurzlehrbuch = klein, weniger Seiten, Präsentation des wesentlichen Lernstoffes ohne ausführliche Erläuterungen zu allen Themen. Die Examensliteratur = Originalfragen aus dem Ersten Staatsexamen der letzten Jahre und theoretisches Hintergrundwissen. Ob du dir für die einzelnen Fächer eher ein Standardlehrbuch oder ein Kurzlehrbuch anschaffen solltest, hängt im Wesentlichen von drei Faktoren ab: der Relevanz des Faches, dem Zeitpunkt des Einsatzes und deiner persönlichen Arbeitsweise.

In den großen Fächern (Chemie, Biologie, Technologie, Pharmakologie und klinische Pharmazie) ist eher ein Standardlehrbuch empfehlenswert, denn hier wird relevantes Wissen auch einmal mit Hintergrundinformationen erläutert, was für diese essentiellen Fächer auch angebracht ist.

In den kleineren Fächern (Physik, Anatomie und Physiologie, Mathematik) hingegen kann hingegen durchaus ein Kurzlehrbuch angebracht sein, denn diese Fächer verstehen sich als Ergänzungen und Hilfswissenschaften für die großen Fächer. Die Examensliteratur wird meist zu einem späteren Zeitpunkt angeschafft, nämlich dann, wenn nach zwei Jahren der Erste Abschnitt der Pharmazeutischen Prüfung auf dem Plan steht. Es ist aber durchaus empfehlenswert, parallel zum Lernstoff im Semester ab und an einmal einen Blick in die Examensliteratur zu werfen: Hier kannst du sehen, welche der vielen Themen, die in den einzelnen Fächern angeboten werden, auch im Examen vorkommen und in welchem Umfang sie geprüft werden. Das wiederum ist für die Arbeitsökonomie während des Semesters sehr hilfreich. Und nicht zuletzt spielt die eigene Arbeitsweise eine Rolle: Dem einen liegt es eher, die „Bibel" der jeweiligen Disziplin durchzuarbeiten, der nächste paukt mit Kurzlehrbüchern und legt selbst Karteikarten an, statt diese zu erwerben. Und nicht wenige sichern sich zwar durch Fachbücher ab, lernen aber vorwiegend mit studentischem oder offiziell vom Lehrstuhl herausgegebenem Material – den sogenannten Skripten, die wir dir im nächsten Abschnitt kurz erläutern möchten.

Skripte

So heißen veranstaltungsbegleitende Schriften. Grundsätzlich gibt es drei Arten:

1. Vom Lehrstuhl an der jeweiligen Uni herausgegebene Schriften: Sie eignen sich dafür, einen kompakten Überblick über die Lehrveranstaltung zu bekommen.
2. Studentische Skripte: Diese werden von Semester zu Semester weitergereicht. Stilistisch nicht immer der ganz große Wurf, dafür aber mit Liebe gemacht. Doch Vorsicht: Sie weisen nicht selten fachliche Fehler auf. Zudem gibt es sehr viele studentische Skripte im Internet, sodass die Gefahr besteht, sie zu sammeln und zu archivieren. Später steht man dann vor dem Problem, eine geeignete Fassung für sich selbst ausfindig machen zu müssen. Kurzlehrbücher bringen da oft mehr.
3. Dein selbst geschriebenes Skript: Während der Vorlesungen, die du besuchst, das Wichtigste mitzuschreiben, ist empfehlenswert: Erfah-

rungsgemäß behält man diejenigen Sachen besonders gut im Kopf, die man selbst zu Papier gebracht hat. So hast du auch solche Teile des Stoffes parat, auf die der Dozent in der Prüfung besonders viel Wert legen könnte und die in der begleitenden Literatur oftmals nicht so tiefgehend behandelt werden.

INFO

Bücherinfos bei MEDI-LEARN

Im Forum Bücherplausch innerhalb der Foren von MEDI-LEARN besteht die Gelegenheit, Fragen zu den Lehrbüchern („Welches Buch für welches Fach?") bundesweit zu stellen. Das Forum Bücherplausch findest du hier:

- www.medi-learn.de/AP032

Gebrauchte Bücher kannst du auch im virtuellen Flohmarkt innerhalb der Foren von MEDI-LEARN unter folgender Internetadresse finden oder zum Verkauf anbieten:

- www.medi-learn.de/AP033

Fazit

Papier ist geduldig – sei du es auch: Mit welcher Literatur du am besten arbeiten kannst, wirst du erst im Laufe der Zeit feststellen. Während des Pharmaziestudiums wirst du dir viele, manchmal sehr dicke und auch sehr teure Bücher zu den einzelnen Fächern kaufen müssen. Weil es sich bisweilen um relativ hohe Anschaffungskosten handelt, solltest du dir kein Buch zulegen, ohne es vorher einmal gesichtet, das heißt durchgeblättert und angeschaut, zu haben. Statt auf Verdacht vier Bücher zu einem Fach zu kaufen, weil eines davon schon das Richtige sein wird, leih dir diese vier Bücher lieber erstmal aus der Bibliothek aus oder lass dir in der Buchhandlung mit der Sichtung Zeit, um dir die Werke erst einmal in aller Ruhe anzuschauen, bevor du in deinen Geldbeutel greifst.

Nur so kannst du herausfinden, ob dir ein Werk auch zusagt. Dann allerdings solltest du bereit sein, lieber einen größeren Betrag in ein teureres Buch zu investieren als auf eine günstigere Alternative zurückzugreifen, mit der du letztlich gar nicht zurechtkommst. Drum prüfe, wer sich ewig bindet, diese Binsenweisheit gilt also auch für den Bücherkauf. Oftmals bieten außerdem die Fachschaften zu Semesterbeginn einen sogenannten Bücherflohmarkt an, auf dem du gebrauchte Bücher zu vergünstigten Preisen erwerben kannst. Frag ruhig einmal die höheren Semester, die hier ihre Bücher verkaufen, nach ihrer persönlichen Empfehlung für die entsprechenden Fächer.

ZUSAMMENFASSUNG

Nicht gleich die Buchhandlung plündern

Literaturtipps zum Studienstart

Wir raten davon ab, bereits vor dem Studium bzw. vor Semesterbeginn Bücher zu erwerben. Es ist besser, noch ein wenig abzuwarten und z. B. die Meinung höherer Semester einzuholen. Es ist ratsam, auf die älteren Studenten zu vertrauen, denn sie haben das schon hinter sich und wissen, worauf es ankommt. Also: Nicht gleich die Buchhandlung plündern! Kleiner Tipp: Schulbücher aufheben – sie können zu Studienbeginn nützlich sein.

Standardlehrbücher oder Kurzlehrbücher

Es gibt zwei grundsätzliche Typen von Lehrbüchern für Studenten: Das sogenannte Standardlehrbuch ist groß, umfangreich und allwissend. Es kann für die größeren Fächer (Chemie, Biologie, Technologie, Pharmakologie und klinische Pharmazie) empfohlen werden. Das Kurzlehrbuch ist eher mitteldick bis kompakt und vermittelt das Wesentliche, ohne sich in Details und Kleingedrucktem zu verlieren und ist für die kleineren Fächer (Physik, Anatomie & Physiologie, etc.) anzuraten. Die Wahl des Lehrbuchtyps hängt nicht zuletzt von den persönlichen Lern- und Lesegewohnheiten ab.

Skripte

Im Studentenmund versteht man unter „Skript" zumeist vorlesungs- oder praktikumsbegleitende Lernmaterialien, die du z. B. für das Labor benötigst und an denen sich die Seminare orientieren. Weiterhin werden eigene Mitschriften oder die Mitschriften von Kommilitonen manchmal als Skript von Student zu Student weitergereicht.

Bücherinfos bei MEDI-LEARN

Wir bieten dir zusätzlich ein Forum zum Gespräch über Lehrbücher und einen Bücherflohmarkt zum An- und Verkauf von Literatur (siehe Seite 70).

Fazit: Drum prüfe, wer sich ewig bindet!

Die Bücherwahl ist wie so vieles eine Frage des persönlichen Geschmacks und der Neigungen. Eines solltest du nicht vergessen: Der vergleichsweise recht hohe Preis eines pharmazeutischen Lehrbuches sollte dazu führen, dass du den Bücherkauf sorgfältig tätigst, dir die Bücher in der Bibliothek vorher anschaust und auch höhere Semester um Ratschläge bittest.

Ihre Arbeitskraft ist Ihr Startkapital. Schützen Sie es!

Berufsunfähigkeits- und Altersvorsorge mit Beitragsvorteil für Pharmaziestudierende und junge Apotheker.

- Stark reduzierte Beiträge exklusiv für Studierende und Berufseinsteiger

- Versicherung der zuletzt ausgeübten bzw. der angestrebten Tätigkeit, kein Verweis in einen anderen Beruf

- Volle Leistung bereits ab 50 % Berufsunfähigkeit

- Inklusive Altersvorsorge mit vielen individuellen Gestaltungsmöglichkeiten

Lassen Sie sich beraten!

Nähere Informationen und unseren Repräsentanten vor Ort finden Sie im Internet unter:
www.aerzte-finanz.de

Empfohlen durch den

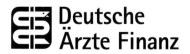

Deutsche Ärzte Finanz

Standesgemäße Finanz- und Wirtschaftsberatung

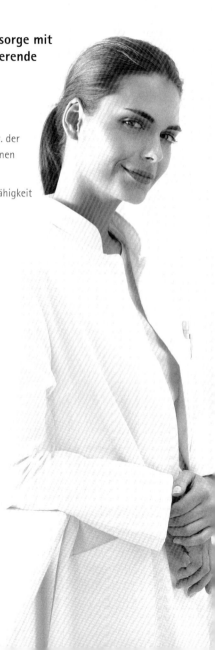

Das Pharmaziestudium

Semester und Semesterferien

Das Jahr ist für den Studenten zumeist in zwei Hälften aufgeteilt: in Sommer- und Wintersemester. Das Sommersemester beginnt an den meisten Unis am 1. April und endet am 30. September, das Wintersemester beginnt also am 1. Oktober und endet am 31. März. Darüber hinaus wird zwischen Vorlesungszeit und vorlesungsfreier Zeit unterschieden: Mitte Juli bis Mitte August beginnt die erste lange Phase der vorlesungsfreien Zeit, auch Semesterferien genannt, die erst Mitte oder Ende Oktober (also nicht gleich am 1. Oktober) durch das nun mit Vorlesungen neu beginnende Wintersemester beendet wird. Die knapp dreimonatigen Sommersemesterferien werden von den Studenten natürlich nicht nur zum Faulenzen benutzt, sondern meistens auch mit Aktivitäten rund um das Studium gefüllt: Im Grundstudium steht die achtwöchige Famulatur auf dem Plan, im Hauptstudium ist evtl. das Wahlpflichtfach zu absolvieren und nicht zu letzt die Wiederholungsprüfungen fallen in die Semesterferien. Nicht zu vergessen, dass viele Studenten nur in den Semesterferien dazu kommen, das tiefe, tiefe Loch im Geldbeutel etwas zu stopfen. Außerdem liegen die großen Prüfungen/Examina gerade in oder kurz nach den Zeiten der Semesterferien, sodass diese Phase dann voll und ganz mit Lernen ausgefüllt ist. Eventuelle Urlaubspläne sollten darauf abgestimmt sein. Die Wintersemesterferien dauern meist von Mitte Februar bis Mitte April. Auch hier stehen nach einer kleinen, verdienten Erholungsphase bei den meisten Pharmaziestudenten studienbezogene Arbeiten auf dem Plan. Daneben gibt es kürzere vorlesungsfreie Zeiten zwischen Weihnachten und Neujahr, an manchen Unis auch zu Pfingsten. Zusammengefasst besteht das studentische Jahr also aus rund sieben Monaten Vorlesungszeit und fünf Monaten vorlesungsfreier Zeit/Semesterferien.

Regelstudienzeit und individuelle Studienzeit

Ein Pharmaziestudium dauert in der Regelstudienzeit bis zum Erwerb des berufsqualifizierenden Abschlusses „Apothekerin/Apotheker" zehn Semester, zusammengesetzt aus acht universitären und zwei außeruniversitären Semestern (Praktisches Jahr). Die Regelstudienzeit ist diejenige Zeit, die für einen Studenten nach Absolvieren aller für die einzelnen Prüfungen notwendigen Voraussetzungen (Scheine etc.) vorgesehen ist, um das Pharmaziestudium erfolgreich abzuschließen. Für Pharmazie beträgt die Regelstudienzeit demnach 8 Semester. Soweit die Theorie. Doch viele Studenten absolvieren ihr Studium nicht in der Regelstudienzeit. Was führt zu einer längeren Dauer des Studiums? Die Gründe sind vielfältig und individuell verschieden. Nicht bestandene Prüfungen, Auslandsaufenthalte und hochschulpolitische Arbeit sind einige der häufigeren Gründe dafür, warum das Studium bisweilen ein oder mehrere Semester länger dauert.

Einige konkrete Beispiele veranschaulichen diese Problematik: Anna H. hat im 6. Semester die Biochemieprüfung beim dritten Versuch nicht bestanden. Damit fehlt ihr die Zugangsberechtigung, um am nächsten Praktikum, dem Technologiepraktikum im 7. Semester, teilzunehmen. Sie muss nun das 6. Semester „wiederholen", was bedeutet, dass sie auf den nächsten Klausurtermin wartet, um dann hoffentlich die Klausur zu bestehen. In der Regel hat man für jede Klausur sechs Versuche, jedoch nur drei pro Semester. Ein fehlgeschlagener dritter Versuch verlängert also dein Studium um die Zeit bis zum nächsten Prüfungstermin. Beachte, dass Universitäten, die nur zum Wintersemester zulassen, ggf. Prüfungen nur einmal pro Jahr anbieten. Schlimmstenfalls wartest du also zwei Semester auf deinen nächsten Wiederholungsversuch. Das Biochemiepraktikum aus dem 6. Semester muss Anna nicht wiederholen. Sie kann natürlich nochmal die Vorlesungen besuchen. Leider ist das Studium so verschult, dass nur in einigen Fällen andere Scheine während eines Wiederholungssemesters vorgezogen werden können. Ein solches Semester wird daher unter den Studenten oft als „Trocknen" bezeichnet.

Andere Studenten sind in hochschulpolitischen Gremien (Studentenparlament, AStA etc.) aktiv und widmen einen Teil ihrer Zeit, die sie ansonsten für das Studium verwenden, für diese engagierte Arbeit für Kommilitonen: „365 Tage im Jahr immer nur lernen, im Hörsaal sitzen, Bücherwurm sein, das war nichts für mich", sagt Carsten R., der immer auch „etwas bewegen wollte" und sich daher in AStA und Studentenparlament für studentische Belange engagierte. Andere Studenten verbringen einige Monate oder Semester im Ausland, sodass sie nach der Rückkehr in die Heimat noch Scheine und Prüfungen nachholen müssen. „Hätte ich nicht ein Auslandssemester in Frankreich absolviert, so wäre mein Studium zwar ein Semester kürzer, aber um wesentliche Erfahrungen pharmazeutischer und menschlicher Art ärmer. Ich würde es immer wieder machen, auch wenn das Studium ein wenig länger dauert", erzählt Tobias M.

Vor dem letzten Examen nehmen einige Studenten ein Semester frei, um sich in Ruhe und intensiv auf die letzte Prüfung vorbereiten zu können. Oder sie splitten das 8. Semester von vornherein auf zwei Semester auf, um den Stress und Druck vor der großen Abschlussprüfung, dem Zweiten Examen, zu vermindern. Darüber hinaus gibt es noch viele andere Beweggründe, das Studium zu verlängern. Manche Studenten haben schon eine eigene Familie und müssen deshalb Uni-technisch etwas kürzer treten. Andere brauchen einfach mal eine Auszeit oder ziehen es vor, ein paar Monate die Welt kennenzulernen. Zusammengefasst lässt sich also sagen, dass es gute und vielfältige Gründe geben kann, die Regelstudienzeit von acht Semestern zu überschreiten. Allerdings sollten all diejenigen Studenten, die vorhaben, im Studium für die o. a. Gründe zu pausieren und gleichzeitig BAföG oder Stipendien beziehen, auf die aktuelle Förderungshöchstdauer achten. Sonst kann es passieren, dass man sich am Ende des Studiums während der entscheidenden Examina auch noch um die Sicherung des Lebensunterhalts aus eigener Kraft kümmern muss.

INFO

Studiendauer

Laut Wissenschaftsrat beträgt die durchschnittliche Studiendauer im Fach Pharmazie 9 universitäre und 2 außeruniversitäre Semester. Wer es dennoch in der Regelstudienzeit geschafft hat, erfährst du im Forum von MEDI-LEARN:

- www.medi-learn.de/AP044

Die Approbationsordnung

Das Pharmaziestudium ist in seinem Ablauf sehr viel formaler geregelt als die meisten anderen Studiengänge. Die gesetzliche Grundlage für die Ausbildung dafür bildet die sogenannte Approbationsordnung für Apotheker (kurz AAppO). Den aktuellen Gesetzestext (Ausfertigungsdatum 19.07.1989, zuletzt geändert 2013) mit ausführlichen Anlagen (z. B. Zeugnisvordrucke oder Inhalte einzelner Fächer) findest du unter: www.medi-learn.de/AP034. Falls du spezielle Fragen zur Approbationsordnung hast, empfehlen wir dir den Besuch in unseren Diskussionsforen unter www.medi-learn.de/foren – Hier triffst du auf eine große Community junger Pharmazeuten, die dir bei Fragen gerne hilfreich mit Rat und Tat zur Seite stehen.

Die Abschnitte des Pharmaziestudiums
Einteilung des Studiums in zwei Abschnitte

Das Pharmaziestudium gliedert sich in zwei Abschnitte samt anschließenden Prüfungen: Der erste Abschnitt umfasst vier Semester Grundstudium und endet mit einer schriftlichen Multiple-Choice Prüfung in vier Fächern, dem Ersten Staatsexamen. Darauf folgt das Hauptstudium mit weiteren vier Semestern und dem anschließenden Zweiten Staatsexamen, bestehend aus fünf mündlichen Prüfungen. Danach ist der universitäre Part geschafft, und es schließt sich ein zwölf Monate langes Praktisches Jahr (PJ) an. Das PJ gliedert sich in zwei Teile zu je sechs Monaten, die relativ lückenlos aufeinander folgen sollen. Sechs Monate davon müssen in einer öffentlichen deutschen Apotheke absolviert werden, während du die anderen sechs Monate wahlweise in der Industrie, im Ausland, einer Krankenhausapotheke oder anderen Institutionen verbringen kannst. Die Reihenfolge der beiden Teile ist frei wählbar.

Folgende PJ-Stellen können in Frage kommen:
– Öffentlichen Apotheke (sechs oder zwölf Monate)
– Pharmazeutische Industrie
– Krankenhausapotheke
– Arbeitskreis an einer Universität
– Pharmazeutische Stellen im Ausland
– Bundeswehrapotheke
– Behörden, Zentrallabore und andere pharmazeutische Einrichtungen

Nach dem PJ steht das letzte, das Dritte Staatsexamen an. Hier erwartet dich wieder eine mündliche Prüfung, in der Spezielle Rechtsgebiete für Apotheker und Pharmazeutische Praxis geprüft werden. Aus den Noten des Ersten, Zweiten und Dritten Examens wird eine Gesamtnote errechnet, mit der du das Pharmaziestudium abschließt. Die Note aus dem Ersten und Dritten Examen wird mit 2 und die aus dem Zweiten mit 3 multipliziert. Die Summe aus diesem Ergebnis wird durch 7 geteilt und bildet die Gesamtnote – klingt kompliziert, merk dir vielleicht einfach, dass der Erste und Dritte Abschnitt gleich viel zählen und relativ zum Zweiten Abschnitt weniger ins Gewicht fallen.

Oder andersherum: Wenn du ein eher mäßiges Erstes Examen ablegst, steht einer guten Abschlussnote dennoch nichts im Wege.

Gesamtnote = ((Examen I * 2) + (Examen II * 3) + (Examen III *2))/7

Einteilung des Studiums in drei Abschnitte

Nach der Approbationsordnung für Apotheker ist die vierjährige universitäre Ausbildung in Grund- und Hauptstudium untergliedert. Im Grundstudium werden naturwissenschaftliche Grundkenntnisse vermittelt. Die Fächer sind folgende:

– Anorganische und organische Chemie inkl. Nomenklatur und Stereochemie
– Qualitative, quantitative und instrumentelle Analytik
– Physik und physikalische Chemie
– Pharmazeutische Biologe mit spezieller Systematik, Morphologie und Anatomie der Pflanzen
– Mathematik
– Grundlagen der Biochemie und Mikrobiologie
– Grundlagen der Arzneiformenlehre
– Grundlagen der Anatomie und Physiologie
– Geschichte der Naturwissenschaften
– Pharmazeutische und medizinische Terminologie

Das Grundstudium wird frühestens nach dem vierten Fachsemester mit dem Ersten Abschnitt der Pharmazeutischen Prüfung (Erstes Staatsexamen) abgeschlossen. Die Prüfung erfolgt schriftlich nach einem Antwort-Wahl-Verfahren (Multiple-Choice-Fragen) und beinhaltet vier Fächer:

– Allgemeine, anorganische und organische Chemie
– Grundlagen der pharmazeutischen Biologie und der Humanbiologie
– Grundlagen der Physik, der physikalischen Chemie und der Arzneiformenlehre
– Grundlagen der pharmazeutischen Analytik

Das Hauptstudium dient der Vertiefung der fünf pharmazeutischen Kernfächer: Pharmazeutische/Medizinische Chemie, Pharmazeutische Biologie, Pharmazeutische Technologie/Biopharmazie, Pharmakologie und Toxikologie sowie Klinische Pharmazie.

Es umfasst desweiteren auch Fächer wie spezielle Rechtsgebiete für Pharmazeuten, Qualitätssicherung sowie die Pharmakoepidemiologie und -ökonomie. Zudem gibt es ein Wahlpflichtfach, das während des Hauptstudiums absolviert werden muss. Hier besteht die einzige Wahlmöglichkeit während deines Studiums. In einem Umfang von ca. 100 Unterrichtsstunden hast du die Möglichkeit, Einblicke in die Forschungsarbeit zu bekommen. In der Regel suchst du dir dazu einen Arbeitskreis an deinem Pharmazeutischen Institut aus.

Hast du alle Scheine im Hauptstudium gesammelt, so kannst du dich zum Zweiten Abschnitt der Pharmazeutischen Prüfung (Zweites Staatsexamen) melden. Dieses wirst du als mündliche Prüfung in folgenden fünf Fächern ablegen:
- Pharmazeutische/Medizinische Chemie
- Pharmazeutische Biologie
- Pharmazeutische Technologie/Biopharmazie
- Pharmakologie und Toxikologie
- Klinische Pharmazie

Anschließend wirst du für zwölf Monate den Status als PhiP erfüllen (Pharmazeut im Praktikum) und damit dein Praktisches Jahr (PJ) absolvieren, davon mindestens sechs Monate in einer deutschen öffentlichen Apotheke. Während dieser Zeit findet für zweimal zwei Wochen ein begleitender Unterricht statt, in dem du wichtige Dinge für die pharmazeutische Praxis oder etwa über Apothekenrecht lernst. Es schließt sich der Dritte Prüfungsabschnitt (Drittes Staatsexamen) mit einer mündlichen Prüfung über „Pharmazeutische Praxis" und „Spezielle Rechtsgebiete für Apotheker" an. Nach erfolgreicher Prüfung kannst du dann die lang ersehnte Approbation zum Apotheker beantragen!

Die verschiedenen Unterrichtsformen

Bei den Veranstaltungen, die während des Studiums durchlaufen werden, lassen sich im Groben unterscheiden: Vorlesungen, in denen die Professoren den Unterricht meist in Vortragsform halten; Seminare, in denen die Professoren und Lehrkräfte das in der Vorlesung behandelte Thema in kleineren Gruppen vertiefen, die in etwa der Größe einer Schulklasse entsprechen, sowie Praktika, in denen du Tätigkeiten im Labor erlernst, wie zum Beispiel die Synthese und Analytik von Wirkstoffen, die Bestimmung von Pflanzen und das Herstellen sowie Prüfen verschiedenster Arzneiformen.

Wie dies vor Ort im ersten Studienabschnitt im Einzelnen geregelt ist, erfährst du bei der Einschreibung und Belegung im Studiendekanat oder im Laufe der Einführungsveranstaltungen innerhalb der ersten Semesterwochen nach Studienbeginn (sogenannte Erstsemester-Wochen/Tage).

Das Praktikum

Im Praktikum bist du – wie der Name schon sagt – mit praktischen Tätigkeiten beschäftigt. Im Chemielabor „kochst" du deine ersten Synthesen und analysierst Stoffgemische. In Biologie wirst du viel mit dem Mikroskop und Pflanzen zu tun haben – auch ein Besuch des Arzneipflanzengartens kann Inhalt eines Praktikums sein, um das Bestimmen von Pflanzen zu erlernen. Deine ersten Cremes und Salben wirst du in der Arzneiformenlehre anrühren und zum Ende des Studiums vielleicht sogar an großen Tablettenpressen arbeiten.

Das Seminar

Hier wird der praktisch erfahrene Lehrstoff in Gruppen vertieft, die meist nur dein Semester oder weniger umfassen, vergleichbar mit einer Arbeitsgemeinschaft. Nicht selten werden hier auch Vorträge von den Studenten selbst gehalten. Meistens herrscht Anwesenheitspflicht.

Vorlesungen

Untermauert und theoretisch verfestigt wird das Wissen in den Vorlesungen, in denen Professoren über ein Thema referieren. Außerdem eignest du dir hier schon vor dem Praktikum oder dem Seminar theoretische Grundkenntnisse an. Studenten sprechen zwar davon, Vorlesungen zu „hören", doch das beinhaltet natürlich auch das Mitschreiben der wesentlichen Stichpunkte! Im Hauptstudium werden viele Vorlesungen als Ringvorlesungen angeboten, was bedeutet, dass sich die Vorlesungsinhalte meist über vier Semester erstrecken, also nur alle zwei Jahre wiederholt werden. Nicht erschrecken: Der Hörsaal ist dann besonders voll. Denn hier sitzen gleich mehrere Semester, oft vom fünften bis zum achten, zusammen.

Hinweis: Wir haben uns bemüht, diesen Studienführer so studentennah wie möglich zu schreiben. Dennoch wollen wir dir an den wichtigsten Stellen die Gesetzestexte nicht vorenthalten. Wenn du magst, kannst du sie lesen, wenn nicht – auch nicht wild – überspringst du sie einfach. Hier der erste Gesetzestext:

§ 2 Universitätsausbildung

(1) Die Universitätsausbildung soll den Studierenden unter Berücksichtigung der Anforderungen und der Veränderungen in der Berufswelt die erforderlichen Kenntnisse, Fähigkeiten und Methoden so vermitteln, dass sie zu wissenschaftlicher Arbeit, zur kritischen Einordnung der wissenschaftlichen Erkenntnisse und zur verantwortlichen Ausübung des Apothekerberufs befähigt werden.

(2) Die Universitätsausbildung umfasst eine Ausbildung zu den in der Anlage 1 angeführten Stoffgebieten und einem Wahlpflichtfach, die in Form von Vorlesungen, Seminaren und praktischen Lehrveranstaltungen mit den angegebenen Regelstundenzahlen und Bescheinigungen zu vermitteln sind.

ZUSAMMENFASSUNG

Das Pharmaziestudium

Semester und Semesterferien

Das Universitätsjahr gliedert sich in eine Zeit, in der Vorlesungen und Unterricht stattfinden, und in eine vorlesungsfreie Zeit (Semesterferien). Das Wort Semester bedeutet so viel wie Studienhalbjahr. Das Wintersemester beginnt meist im Oktober und endet im April, das Sommersemester beginnt im April und endet im Oktober. In beiden Semestern gibt es Semesterferien: Im Wintersemester beginnen sie Mitte Februar und dauern bis Mitte April, im Sommersemester beginnen die Ferien Mitte Juli und dauern bis Mitte Oktober.

Regelstudienzeit und individuelle Studienzeit

Ausnahmen bestätigen die Regel, so auch beim Pharmaziestudium. Denn in der Regel kann ein Durchschnittsstudent zwar nach gut fünf Jahren sowohl die universitäre als auch die praktische Ausbildung sowie alle drei Staatsexamen erfolgreich hinter sich gebracht haben. An dieser Regelstudienzeit orientiert sich die Förderungshöchstdauer von acht Semestern für den Bezug von Leistungen nach BAföG. Doch aufgrund von Auslandsaufenthalten, nicht bestandenen Prüfungen, studieninternem Engagement oder individueller Geschehnisse ist es nicht selten, dass manche(r) eine Ausnahme macht und erst nach dem 9. oder 10. Semester der Uni den Rücken kehrt und seine Zeit als Pharmazeut(in) im Praktikum (PhiP) beginnt.

Die Approbationsordnung

In zahlreichen Paragraphen ist der sogenannten Approbationsordnung für Apotheker (kurz AAppO) der Weg des Studenten zum Apotheker im Laufe des Studiums der Pharmazie geregelt.

Der Erste bis Dritte Abschnitt im Pharmaziestudium

Es gibt drei wesentliche Abschnitte im Pharmaziestudium, an deren Ende jeweils eine große Abschlussprüfung steht. Der Erste Abschnitt umfasst die Semester eins bis vier, wird auch als Grundstudium bezeichnet und durch das Erste Staatsexamen beendet. Daran schließt sich mit dem fünften bis achten Semester der sogenannte Zweite Abschnitt an, auch Hauptstudium genannt. Hiernach absolvierst du dein Zweites Staatsexamen, die umfangreichste Prüfung deines gesamten Studiums. Die „Semester" zehn und elf werden in Form des Praktischen Jahres abgeleistet. (Der Begriff Semester ist nicht ganz korrekt, da du nicht mehr immatrikuliert, sondern Auszubildender bist.) Nach dem PJ bestreitest du deine letzte Prüfung, das Dritte Staatsexamen. Deine Abschlussnote ergibt sich aus allen drei Examina, wobei das Erste und Dritte zweifach und das Zweite dreifach ins Gewicht fallen.

Erster Abschnitt des Pharmaziestudiums:
Grundstudium (1. bis 4. Semester, Famulatur, Erstes Staatsexamen)

Die Fächer im Überblick

Der Erste Abschnitt der Pharmazeutischen Ausbildung dient vor allem dazu, naturwissenschaftliche Grundlagen zu erlernen. So stehen Fächer wie Anorganische Chemie, Organische Chemie, Analytik, Physik, Pharmazeutische Biologie, Physik und Mathematik auf deinem Stundenplan. Natürlich lernst du auch pharmazeutische und medizinische Grundlagen z. B. der Arzneiformenlehre, Toxikologie, Anatomie und Physiologie. Außerdem musst du während der vorlesungsfreien Zeit eine achtwöchige Famulatur absolvieren, in der du erste Erfahrungen im Apothekenalltag sammeln wirst. In der Approbationsordnung für Apotheker (AAppO) sind die Studieninhalte mit Anzahl der Unterrichtsstunden genau geregelt. Insgesamt gilt es zehn Stoffgebiete (A – K) zu bestreiten. Im Grundstudium sind für dich erstmal nur die Stoffgebiete A – D relevant. Bei den meisten Lehrveranstaltungen erhältst du am Ende einen Schein, der dir die erfolgreiche Teilnahme an der Lehrveranstaltung bestätigt. Insgesamt müssen zwölf Scheine erworben und eine absolvierte Famulatur vorgewiesen werden, um sich für das Erste Staatsexamen anzumelden. Das ganze System ist ziemlich verschult, und du musst dir keine Sorgen um das Zusammenstellen eines Stundenplanes machen, denn den bekommst du an den meisten Unis am Anfang eines jeden Semesters fertig vorgelegt. Wir haben dir hier alle Veranstaltungen des ersten Studienabschnitts einmal tabellarisch zusammengestellt:

Stoffgebiet A

Allgemeine Chemie der Arzneistoffe, Hilfsstoffe und Schadstoffe.
Vorlesungen, Seminare und praktische Übungen mit Veranstaltungen zu:
– Chemie für Pharmazeuten
– Stereochemie
– Chemische Nomenklatur
– Allgemeine und analytische Chemie der anorganischen Arzneistoffe, Hilfsstoffe und Schadstoffe (unter Einbeziehung von Arzneibuch-Methoden)
– Chemie einschließlich der Analytik der organischen Arzneistoffe, Hilfsstoffe und Schadstoffe
– Toxikologie der Hilfsstoffe und Schadstoffe
Gesamtumfang in Stunden: 462, davon 336 als Praktische Übungen
Scheine: 3

Stoffgebiet B

Pharmazeutische Analytik.

Vorlesungen, Seminare und praktische Übungen mit Veranstaltungen zu:

– Pharmazeutische/Medizinische Chemie
– Quantitative Bestimmung von Arznei-, Hilfs- und Schadstoffen
  (unter Einbeziehung von Arzneibuch-Methoden)
– Einführung in die instrumentelle Analytik
– Instrumentelle Analytik

Gesamtumfang in Stunden: 392, davon 308 als Praktische Übungen

Scheine: 2

Stoffgebiet C

Wissenschaftliche Grundlagen, Mathematik und Arzneiformenlehre.

Vorlesungen, Seminare und praktische Übungen mit Veranstaltungen zu:

– Physik für Pharmazeuten
– Grundlagen der Physikalischen Chemie
– Physikalische Übungen für Pharmazeuten
– Physikalisch-chemische Übungen für Pharmazeuten
– Mathematische und statistische Methoden für Pharmazeuten
– Grundlagen der Arzneiformenlehre
– Arzneiformenlehre
– Pharmazeutische und medizinische Terminologie
– Geschichte der Naturwissenschaften unter besonderer Berücksichtigung der Pharmazie

Gesamtumfang in Stunden: 280, davon 140 als Praktische Übungen

Scheine: 3

Stoffgebiet D

Grundlagen der Biologie und Humanbiologie.

Vorlesungen, Seminare und praktische Übungen mit Veranstaltungen zu:

– Allgemeine Biologie für Pharmazeuten
– Systematische Einteilung und Physiologie der pathogenen und arzneistoffproduzierenden Organismen
– Pharmazeutische Biologie I (Untersuchungen arzneistoffproduzierender Organismen)
– Arzneipflanzen-Exkursionen, Bestimmungsübungen
– Mikrobiologie
– Pharmazeutische Biologie II (Pflanzliche Drogen)
– Zytologische und histologische Grundlagen der Biologie

– Grundlagen der Anatomie und Physiologie
– Kursus der Physiologie
– Grundlagen der Biochemie
– Grundlagen der Ernährungslehre

Gesamtumfang in Stunden: 392, davon 210 als Praktische Übungen
Scheine: 4

Wie schon erwähnt, finden die Lehrveranstaltungen in Form von Vorlesungen, Seminaren oder als Praktikum statt. Die Unterschiede werden wir dir im Folgenden näher erläutern.

Die Vorlesungen

Die meisten Vorlesungen im Grundstudium werden jedes Semester oder alle zwei Semester wieder neu gehalten und laufen immer nur über ein Semester. Für Vorlesungen gibt es keinen Schein. Sie dienen dazu, sich angemessen auf eine praktische Lehrveranstaltung vorzubereiten oder die erworbenen Grundlagen zu vertiefen. Eine Anwesenheitspflicht gibt es nicht. Um nicht den Anschluss zu verlieren oder Details, die dir später bei der Vorbereitung auf das Erste Staatsexamen helfen können, aufzuschnappen, empfiehlt es sich dennoch regelmäßig dorthin zu gehen. In den Chemie- und Biologievorlesungen wird dir zwar manches aus der Oberstufe bekannt vorkommen, wie z. B. Atommodelle, Bindungsarten oder Zytologie. Allerdings wird hier mehr ins Detail gegangen und auch das Tempo unterscheidet sich deutlich von dem in der Schule. Ziemlich schnell wirst du mit neuen unbekannten Themen konfrontiert.

Die Seminare

Seminare sind in der Regel etwas interaktivere Veranstaltungen: Die Mitarbeit der Studenten ist gefordert. Im Gegensatz zu den Vorlesungen herrscht hier Anwesenheitspflicht und ein Leistungsnachweis muss erbracht werden. Manchmal werden die Teilnehmer in kleinere Gruppen eingeteilt. Der Leistungsnachweis kann in Form von Vorträgen oder schriftlichen Prüfungen (Klausuren) erfolgen. Selten sind reine Sitzscheine, wo nur die körperliche Anwesenheit überprüft wird. Folgende Seminare sind im Ersten Abschnitt zu absolvieren:

– Stereochemie
– Chemische Nomenklatur
– Toxikologie der Hilfsstoffe und Schadstoffe

– Mathematische und statistische Methoden für Pharmazeuten
– Pharmazeutische und medizinische Terminologie

Von diesen Seminaren abzugrenzen sind die praktikumsbegleitenden Seminare, die wir dir im nächsten Absatz vorstellen.

Die Praktika

Die praktischen Lehrveranstaltungen werden den größten Teil deiner Zeit in Anspruch nehmen. Hier wendest du dein in Vorlesungen erlerntes Wissen praktisch an. Zu einigen Praktika gibt es begleitende Seminare, die speziell zur Vorbereitung oder Vertiefung der Praktikumsinhalte dienen. Aus dem Praktikum und dem zugehörigen Seminar stammt hinterher der Klausurstoff. Aber Vorsicht: Vorlesungsstoff kann hierfür ebenfalls relevant sein! Sowohl im Praktikum als auch beim zugehörigen Seminar besteht in der Regel Anwesenheitspflicht. Ein Praktikumstag kann lang sein und selbst danach hast du noch keinen Feierabend. Meistens stehen noch Praktikumsprotokolle auf dem Plan, oder du musst dich auf Versuche am Folgetag vorbereiten. Häufig wird dein Wissen während des Praktikums in einer Art mündlichen Prüfung, dem sogenannten Kolloquium, abgefragt. Rein theoretisch ist es möglich, in einem Praktikum durchzufallen, aber sei beruhigt: Das geschieht sehr selten! Hast du das Praktikum erfolgreich gemeistert, darfst du an der Abschlussklausur teilnehmen. Für ein erfolgreich abgelegtes Praktikum mit anschließend bestandener Abschlussklausur erhältst du einen Schein. Bestandene Praktika und Abschlussklausuren werden nicht benotet und dürfen nicht wiederholt werden.

Folgende praktische Lehrveranstaltungen stehen in den ersten vier Semestern auf dem Plan:
– Allgemeine und analytische Chemie der anorganischen Arzneistoffe, Hilfsstoffe und Schadstoffe (unter Einbeziehung von Arzneibuch-Methoden)
– Chemie einschließlich der Analytik der organischen Arzneistoffe, Hilfsstoffe und Schadstoffe

- Quantitative Bestimmung von Arznei-, Hilfs- und Schadstoffen (unter Einbeziehung von Arzneibuch-Methoden)
- Instrumentelle Analytik
- Physikalische Übungen für Pharmazeuten
- Physikalisch-chemische Übungen für Pharmazeuten
- Arzneiformenlehre
- Pharmazeutische Biologie I
- Arzneipflanzen-Exkursionen, Bestimmungsübungen
- Mikrobiologie
- Pharmazeutische Biologie II (Pflanzliche Drogen)
- Kursus der Physiologie

Qualitative Analyse

Im ersten Semester geht es los mit dem ersten Chemiepraktikum, genauer gesagt: Allgemeine und analytische Chemie der anorganischen Arzneistoffe, Hilfsstoffe und Schadstoffe (unter Einbeziehung von Arzneibuch-Methoden). Klingt erstmal ziemlich kompliziert, ist es aber gar nicht. Hier geht es darum, anorganische Ionen auf ihre genaue Identität zu untersuchen, indem du diese zunächst voneinander trennst und hinterher anhand bestimmter Nachweise, die du u. a. im Arzneibuch findest, zu identifizieren. Das Arzneibuch und seine Methoden werden dir in fast jedem Praktikum begegnen. Es ist quasi die Bibel des Pharmazeuten!

Quantitative Analyse

In der quantitativen Analyse geht es im Gegensatz zur qualitativen Analyse nicht darum, einen Stoff nachzuweisen, sondern seinen Gehalt zu bestimmen. Auch hier bekommst du wieder Analysen gestellt, die es zu bearbeiten gilt. Allerdings weißt du diesmal, um welchen Stoff es sich handelt. Du musst nur herausfinden, in welcher Menge er enthalten ist. Auch hier hält das Arzneibuch wieder unterschiedliche Methoden bereit.

Organische Chemie

In diesem Praktikum dreht sich alles um organische Verbindungen, also um Kohlenstoffverbindungen. Sehr wichtig, immerhin zählen die meisten Arznei- und Naturstoffe dazu. Neben verschiedenen Analyseverfahren wirst du zum ersten Mal eine eigene Synthese durchführen. Du lernst also selber, wie man bestimmte Substanzen und Wirkstoffe aus ihren Ausgangsverbindungen herstellt („kocht"). Nicht selten haben die Studenten am Ende des OC-Praktikums ihr eigenes Paracetanik synthetisiert.

Instrumentelle Analytik

Hier vereinen sich qualitative und quantitative Analytik. In diesem Praktikum lernst du, wie man Gehaltsbestimmungen und Identitätsprüfungen mit sogenannten „High-Tech-Geräten" durchführen kann. So begegnen dir hier unter anderem zum ersten Mal HPLC-Anlagen, IR-Gerät und Photometer. Diese Geräte werden später eine wichtige Rolle in der Analytik im Hauptstudium spielen.

Physikalische Übungen für Pharmazeuten

Im Gegensatz zu den Chemiepraktika geht es in der Physik nur um Grundlagen, die allerdings für das weitere Verständnis sowohl in der Technologie als auch der Physiologie wichtig sind. Themen wie Mechanik, Akustik, Wärmelehre, Optik und Kernphysik werden hier behandelt.

Physikalisch-chemische Übungen für Pharmazeuten

In diesem Praktikum wirst du physikalische Grundlagen erlernen, die dir das Verständnis der Chemie und Analytik enorm erleichtern. Wichtige Themen sind u. a. Geschwindigkeit chemischer Reaktionen, chemisches Gleichgewicht und Viskosität. Da hier nicht zuletzt mathematische Kenntnisse gefragt sind, ist der Mathe-Schein meist Voraussetzung für die Teilnahme.

Arzneiformenlehre

In der Arzneiformenlehre dreht sich, wie der Name schon sagt, alles um die verschiedenen Arzneiformen, die es auf dem Markt gibt. So lernst du Salben und Cremes anzurühren, Kapseln zu füllen, Zäpfchen zu gießen und Granulate herzustellen. Es stehen außerdem einige physikalische Prüf- und Identifikationsmethoden auf dem Stundenplan, sodass der Physik- und Physikalische-Chemie-Schein für die Teilnahme wichtig ist.

Pharmazeutische Biologie I

Die Pharmazeutische Biologie beschäftigt sich unter anderem mit den arzneilich wirksamen Bestandteilen bestimmter Pflanzen. Im ersten Praktikum lernst du zunächst den Aufbau von Pflanzen kennen und „untersuchst" Pflanzenorgane wie Blätter, Wurzeln und Rinden unter dem Mikroskop. So erkennst du die Besonderheiten pflanzlicher Zellen. Natürlich ist es ebenfalls wichtig, menschliche Zellen genauer kennenzulernen. Meist geschieht dies im Rahmen eines Anatomiepraktikums, in dem das Augenmerk auf menschliche Zellen, Gewebe und Organe und deren Besonderheiten gerichtet ist.

Bestimmungsübungen

In diesem Praktikum geht es nach draußen in die Natur, in den Arzneipflanzengarten oder das Gewächshaus. Du verschaffst dir so einen Überblick über die wichtigsten Pflanzenfamilien und deren Vertreter. Ziel ist es, diese später erkennen und anhand bestimmter Merkmale richtig einordnen zu können.

Mikrobiologie

„Nicht die großen Tiere sind die Gefährlichsten, sondern die Kleinen." Um Infektionskrankheiten zu verstehen und zu bekämpfen, bedarf es einer guten Kenntnis der Erreger. In der Mikrobiologie beschäftigst du dich mit Bakterien, Viren und Pilzen, ihrer Klassifizierung, Identifizierung und möglichen Nachweisverfahren. Beim Anzüchten von Bakterienkulturen lernst du wichtige Grundregeln für das Arbeiten mit Mikroorganismen und die zur Charakterisierung und Identifizierung angewendeten Testmethoden kennen. Grundlage dieses Praktikums sind wie gewohnt Vorgaben des Arzneibuchs, das die mikrobiologischen Untersuchungsmethoden als Teil der Qualitätskontrolle aufführt. Auch wenn der Gegenstand dieses Fachs mikroskopisch klein ist, sollte man es nicht übersehen. Als Querschnittsgebiet tauchen seine Inhalte später in der Technologie und Biologie wieder auf.

Pharmazeutische Biologie II

Hier dreht sich wieder alles um die Arzneipflanzen. Es werden alle möglichen Pflanzenfamilien und deren Vertreter vorgestellt, der Schwerpunkt liegt diesmal allerdings auf den wirksamkeitsbestimmenden Inhaltsstoffen. Von besonderer Bedeutung sind natürlich solche Pflanzen, für die Fertigarzneimittel existieren. Für den späteren Alltag in der Apotheke lernst du Teemischungen bzw. deren Bestandteile zu identifizieren.

Kursus der Physiologie

Die Physiologie ist die Lehre von physikalischen und biochemischen Vorgängen in den Zellen, Geweben und Organen aller Lebewesen. Der Kursus baut also auf deinen vorher erworbenen Kenntnissen aus Physik und Anatomie auf und beschäftigt sich mit Inhalten wie Erregungsleitung, Puls- und Blutdruckmessungen und Somatosensorik.

Die Famulatur

Das Wort Famulatur leitet sich vom lateinischen Begriff „Famulus" ab, was so viel bedeutet wie „Knecht". Wie du nun schon erahnen kannst, können hier manchmal typische Praktikantentätigkeiten auf dem Plan stehen. Allgemein ist die Famulatur dazu gedacht, einen Einblick in den Alltag eines Apothekers zu bekommen und mit pharmazeutischen Tätigkeiten im späteren Berufsalltag vertraut gemacht zu werden. Die Famulatur muss während der vorlesungsfreien Zeit vor Meldung zum Ersten Abschnitt der Pharmazeutischen Prüfung (es empfehlen sich also die ersten drei Semesterferien!) unter Leitung eines Apothekers ganztägig abgeleistet werden. Insgesamt müssen acht Wochen Famulatur absolviert werden, mindestens vier Wochen davon in einer öffentlichen Apotheke. Die anderen vier Wochen kannst du wahlweise in derselben oder einer anderen öffentlichen Apotheke, einer Krankenhausapotheke, einer Bundeswehrapotheke, der pharmazeutischen Industrie oder einer Arzneimitteluntersuchungsstelle verbringen. Du kannst die Famulatur in zwei mal vier Wochen splitten oder komplett acht Wochen am Stück durchziehen. Am Ende erhältst du eine Bescheinigung, die du bei der Anmeldung zum Ersten Staatsexamen einreichen musst.

Der Erste Abschnitt der Pharmazeutischen Prüfung

Hast du (frühestens nach vier Semestern) alle zwölf Scheine des Grundstudiums und die Famulaturbescheinigung beisammen, ist es endlich soweit und deiner Anmeldung zum Ersten Staatsexamen steht nichts mehr im Wege. Das Erste Examen setzt sich aus insgesamt vier Prüfungen zusammen, die an vier aufeinanderfolgenden Tagen stattfinden, meist in der vorlesungsfreien Zeit zwischen dem vierten und fünften Semester. Da also nicht allzu viel Zeit zum Lernen bleibt, empfiehlt es sich, damit frühzeitig anzufangen! Am besten ist, du „kreuzt" schon während des Lernens für die regulären Klausuren im Grundstudium Altfragen aus den Examina der letzten Jahre. Folgende Prüfungen gilt es beim Ersten Staatsexamen, in genannter Reihenfolge, hinter sich zu bringen:

- Allgemeine, anorganische und organische Chemie (100 Fragen; 2,5 h)
- Grundlagen der pharmazeutischen Biologie und der Humanbiologie (100 Fragen; 2,5 h)
- Grundlagen der Physik, der physikalischen Chemie und der Arzneiformenlehre (80 Fragen, 2 h)
- Grundlagen der pharmazeutischen Analytik (80 Fragen, 2 h)

Erstellt werden die Prüfungsfragen vom Institut für medizinische und pharmazeutische Prüfungsfragen (IMPP). Die Fragen sowie die Prüfungstermine sind beim Ersten Examen bundesweit für alle Pharmazeuten einheitlich. Die Durchführung der Prüfungen wird nicht von den Universitäten organisiert und überwacht, sondern von den zuständigen Landesprüfungsämtern. Die Klausuren bestehen aus Multiple-Choice-Fragen, es gilt also die richtige Antwort anzukreuzen. Der Vorteil: Selbst wenn du gar keine Ahnung hast, kannst du durch Raten mit Glück die richtige Antwort wählen. Der Nachteil: Viele Fragen sind so gestellt, dass es nicht ausreicht, nur einen groben Überblick zu haben; sie gehen teilweise sehr ins Detail. Selbst wenn du also einen guten Überblick über ein Thema hast, heißt das nicht, dass du automatisch die richtige Antwort erkennst.

An manchen Universitäten werden bereits in den ersten vier Semestern Klausuren mit Multiple-Choice-Fragen gestellt. So erhältst du schon einmal einen Einblick in diesen Aufgabentypus und lernst, worauf es bei der Bearbeitung ankommt. Zur gezielten Vorbereitung auf die Fragen im Ersten Examen gibt es diverse Sammlungen vergangener Prüfungen. Oft kannst du diese in digitaler Form von der Fachschaft erwerben oder du beschäftigst dich etwas ausgiebiger mit der Examensliteratur (siehe Seite 68), die oft noch Erläuterungen zu den Fragen beinhaltet. Wichtig ist beim Lernen vor allem, an deinem Zeitmanagement zu arbeiten. Bei 100 Fragen in zweieinhalb Stunden bleiben dir durchschnittlich pro Frage nur eineinhalb Minuten Zeit! Beim Ersten Staatsexamen wird das erste Mal in deinem Studium eine Leistung benotet. Vergeben werden Noten von 1 („sehr gut") bis 5 („mangelhaft"). Die 6 entfällt, da du mit einer 5 schon durchgefallen bist. Für jedes Fach wird zunächst einzeln eine Note vergeben. Das geschieht laut AAppO wie folgt:

„Hat der Prüfling die für das Bestehen der Prüfung ERFORDERLICHE MINDESTZAHL(!) zutreffend beantworteter Prüfungsfragen erreicht, so lautet die Note »sehr gut« (1), wenn er mindestens 75 %, „gut" (2), wenn er mindestens 50 %, aber weniger als 75 %, „befriedigend" (3), wenn er mindestens 25 %, aber weniger als 50 %, „ausreichend" (4), wenn er die Mindestzahl, aber weniger als 25 % der DARÜBER HINAUS(!) gestellten Prüfungsfragen zutreffend beantwortet hat."

Um das Ganze etwas zu verdeutlichen, hier ein Beispiel: Die Mindestzahl ist in der Regel die Hälfte, bei 100 Fragen also 50. Daraus ergibt sich dann:
- „Sehr gut" ab 88 Punkte (50 + 75 % darüber hinaus)
- „Gut" ab 75 Punkte (50 + min. 50 % darüber hinaus)
- „Befriedigend" ab 63 Punkte (50 + min. 25 % darüber hinaus)
- „Ausreichend" ab 50 Punkte (die Mindestzahl)

In Ausnahmefällen entfaltet die sogenannte 18-Prozent-Regelung ihre Wirkung, nämlich dann, wenn der Durchschnitt besonders wenig richtig gekreuzt hat. Diese Regel ist ebenfalls in der AAppO festgelegt und besagt, dass die Prüfung auch dann bestanden ist, wenn das erzielte Ergebnis nicht mehr als 18 % unter dem Durchschnitt liegt. Auch hier verständnishalber wieder ein Beispiel, z. B. Chemie (100 Aufgaben) mit einem Durchschnittsergebnis von 58 %:

58 - 18 % (10,44) = 47,56 % Bestehensgrenze: 48 Punkte

Die Bestehensgrenze wird jetzt also von den regulären 50 % auf 48 % gesenkt. Aus den vier Einzelnoten deiner Prüfungen wird anschließend die Durchschnittsnote ermittelt, die dann deine Note fürs Erste Staatsexamen darstellt.

Solltest du eine oder sogar mehrere Prüfungen nicht auf Anhieb bestehen, so ist dies zunächst kein Drama! Du kannst diese Prüfungen einfach ein halbes Jahr später wiederholen, wenn das nächste Semester Examen schreibt. Insgesamt hast du maximal drei Versuche, um das erste Examen zu absolvieren. Eine bestandene Prüfung kann dagegen nicht wiederholt werden.

ZUSAMMENFASSUNG

Erster Abschnitt des Pharmaziestudiums

Das Grundstudium

Das Grundstudium bezeichnet den ersten Abschnitt der pharmazeutischen Ausbildung und besteht aus den ersten vier Semestern, der Famulatur und dem sich anschließenden Ersten Staatsexamen.

Die Fächer im Überblick

Das Grundstudium soll naturwissenschaftliche und medizinische/pharmazeutische Grundkenntnisse vermitteln. Wichtige Fächer sind neben der Chemie, Biologie und Physik die Analytik sowie die Anatomie und Physiologie. Die Lehrveranstaltungen finden in Form von Vorlesungen, Seminaren und/oder Praktika statt.

Die Famulatur

Um erste Erfahrungen in der pharmazeutischen Praxis zu sammeln, muss vor der Anmeldung zum Ersten Staatsexamen eine insgesamt achtwöchige Famulatur absolviert werden. Diese muss in der vorlesungsfreien Zeit und zumindest zur Hälfte in einer öffentlichen bundesdeutschen Apotheke abgeleistet werden.

Der Erste Abschnitt der Pharmazeutischen Prüfung

Das Grundstudium endet, wenn man alle Scheine des Ersten Abschnitts und eine Bescheinigung über die absolvierte Famulatur beisammen hat, mit dem Ersten Staatsexamen. Es besteht aus vier Klausuren im Multiple-Choice-Verfahren. Geprüft werden die Fächer Pharmazeutische Chemie, Pharmazeutische Biologie, Physik und Arzneiformenlehre sowie Pharmazeutische Analytik.

Zweiter Abschnitt des Pharmaziestudiums:
Hauptstudium (5. bis 10. Semester, Zweites Staatsexamen)

Der folgende Abschnitt soll dir einen Überblick über das Hauptstudium (Zweiter Abschnitt) geben, d. h. über das fünfte bis achte Semester. Nach Bestehen des Ersten Staatsexamens und dem Erwerb der nötigen Grundlagenkenntnisse geht es auf in die Vertiefungsphase der fünf pharmazeutischen Kernfächer:

– Pharmazeutische/Medizinische Chemie
– Pharmazeutische Biologie
– Pharmazeutische Technologie/Biopharmazie
– Pharmakologie und Toxikologie
– Klinische Pharmazie

Während du im Grundstudium an einem naturwissenschaftlichen Fundament gebaut hast, wird es jetzt endlich pharmazeutischer! Am Ende des Hauptstudiums wartet wieder eine große Prüfung auf dich: das Zweite Staatsexamen, in dem das komplette Wissen aus dem Hauptstudium geprüft wird. Aber bevor du jetzt schon an das Examen denkst, erfährst du erstmal alles Wichtige über die Zeit davor.

Die Fächer im Überblick

In der Approbationsordnung sind die Studieninhalte mit Anzahl der Unterrichtsstunden genau geregelt. Sie werden in zehn Stoffgebiete (A – K) unterteilt. Im Hauptstudium werden die Fachgebiete E – K vermittelt (beachte: Stoffgebiet „J" gibt es nicht). Die Anzahl der Unterrichtsstunden kann für die einzelnen Stoffgebiete je nach Universität etwas variieren, da auch Themen aus anderen Fächern in einem Stoffgebiet besprochen werden können. Weil das Wälzen der Approbationsordnung ziemlich mühsam ist, haben wir für dich die Lehrveranstaltungen des Hauptstudiums in der nachfolgenden Übersicht zusammengestellt.

Stoffgebiet E: Biochemie und Pathobiologie

– Biochemie und Molekularbiologie
– Grundlagen der Klinischen Chemie und der Pathobiochemie
– Biochemische Untersuchungsmethoden einschl. Klinischer Chemie
– Pathophysiologie/Pathobiochemie
Gesamtumfang in Stunden: 196 , davon 98 als Praktische Übungen
Scheine: 1

Stoffgebiet F: Pharmazeutische Technologie und Biopharmazie
- Pharmazeutische Technologie einschließlich Medizinprodukte
- Qualitätssicherung bei der Herstellung und Prüfung von Arzneimitteln
- Biopharmazie einschließlich arzneiformenbezogener Pharmakokinetik

Gesamtumfang in Stunden: 364, davon 196 als Prakt. Übungen, 42 als Seminare, Scheine: 2

Stoffgebiet G: Biogene Arzneistoffe
- Pharmazeutische Biologie; Arzneipflanzen, biogene Arzneistoffe, Biotechnologie
- Biogene Arzneimittel (Phytopharmaka, Antibiotika, gentechnisch hergestellte Arzneimittel)
- Pharmazeutische Biologie III (biologische und phytochemische Untersuchungen)
- Immunologie, Impfstoffe und Sera

Gesamtumfang in Stunden: 238, davon 84 als Prakt. Übungen, 42 als Seminare, Scheine: 1

Stoffgebiet H: Medizinische Chemie und Arzneistoffanalytik
- Pharmazeutische/Medizinische Chemie
- Arzneimittelanalytik (Drug Monitoring, toxikologische und umweltrelevante Untersuchungen)
- Arzneistoffanalytik unter besonderer Berücksichtigung der Arzneibücher

Gesamtumfang in Stunden: 420, davon 280 als Prakt. Übungen, Scheine: 2

Stoffgebiet I: Pharmakologie und Klinische Pharmazie
- Pharmakologie und Toxikologie
- Krankheitslehre
- Klinische Pharmazie
- Pharmakotherapie, Pharmakoepidemiologie und Pharmakoökonomie, Pharmakologisch-toxikologischer Demonstrationskurs
- Spezielle Rechtsgebiete für Apotheker

Gesamtumfang in Stunden: 406, davon 112 als Prakt. Übungen, 98 als Seminare, Scheine: 3

Stoffgebiet K: Wahlpflichtfach
- Seminar und praktische Übung in einem zu den pharmazeutischen Wissenschaften gehörenden Wahlpflichtfach

Gesamtumfang in Stunden: 112, Scheine: 1

Für bestimmte Veranstaltungen, meistens bestehend aus einem Praktikum und den zugehörigen Seminaren, bekommst du am Ende eine Bescheinigung, kurz „Schein" genannt, der dir die erfolgreiche Teilnahme bestätigt. Insgesamt müssen im Hauptstudium zehn Scheine erworben werden, bevor man sich für das Zweite Staatsexamen anmelden darf.

In vielen anderen Studiengängen bietet das Hauptstudium mehr Freiheiten sowie Wahlmöglichkeiten, um eigene Interessensschwerpunkte zu wählen. Im Pharmaziestudium sind diese Freiheiten rar gesät. Ähnlich verschult wie im Grundstudium geht es im Hauptstudium weiter. Dafür brauchst du dir jedoch keine Gedanken etwa um das Zusammenstellen eines Stundenplanes machen, denn den bekommst du am Anfang eines jeden Semesters fertig vorgelegt. Wie schon im Grundstudium gibt es einige scheinpflichtige Veranstaltungen. Um an diesen teilnehmen zu können, musst du in der Regel alle anderen Scheine aus den vorherigen Semestern bereits erworben haben. Ein Abweichen vom vorgesehenen Studienverlauf ist daher meist schwierig. Trotzdem wartet ein kleines „Highlight" auf dich: das Wahlpflichtfach. Wie der Name schon sagt, ist das Fach Pflicht, aber du kannst hier ausnahmsweise dein Themengebiet frei wählen.

Neue Fächer

Während du die Fächer Chemie, Biologie und Technologie (Arzneiformenlehre) bereits aus dem Grundstudium kennst, erwarten dich noch zwei neue große Fächer: Pharmakologie und Klinische Pharmazie

Pharmakologie und Toxikologie

Die Pharmakologie oder auch Arzneimittellehre geht der Frage nach, wie ein Arzneimittel auf den Körper wirkt und was der Körper mit dem Arzneimittel macht. Im Grundstudium haben dir die Fächer Anatomie, Physiologie und Toxikologie dafür bereits gute Grundlagen vermittelt. Nun geht es ans Eingemachte: Wie wirkt ein Wirkstoff an einem Rezeptor? Welche Regelkreise werden dadurch beeinflusst und bei welchen Erkrankungen wird der Arzneistoff eingesetzt? Du lernst in diesem Zusammenhang eine Menge über verschiedenste Krankheiten und ihre Arzneimitteltherapie. Natürlich beschäftigt sich die Pharmakologie auch mit unerwünschten Wirkungen, möglichen Wechselwirkungen mit anderen Arzneistoffen und der kritischen Bewertung von Nebenwirkungen. Du lernst weiterhin, wie die Wahl eines geeigneten Arzneistoffs zur optimalen Therapie aussehen kann.

Klinische Pharmazie

Die Klinische Pharmazie ist das jüngste Fach der Pharmazie und sehr inter-disziplinär ausgerichtet. Dieses Fach bereitet dich wohl am ehesten auf die pharmazeutische Praxis in Apotheke oder Krankenhausapotheke vor. Es geht um die optimale Arzneimitteltherapie. Dabei spielen die Zusammen-arbeit von Apotheker/Arzt/Patient eine große Rolle sowie die Sicherheit und Kosten einer Therapie. Du lernst, wie du in deinem späteren Beruf kli-nisch-pharmazeutische Dienstleistungen anbieten und damit pharmazeu-tische Betreuung praktizieren kannst. Viele Universitäten gestalten dieses Fach sehr interaktiv, etwa mit einer kleinen Simulationsapotheke, in denen die Studierenden Beratungsgespräche nachspielen.

Weitere Fächer im Hauptstudium:
- Biochemie und Molekularbiologie
- Grundlagen der Klinischen Chemie
- Biopharmazie
- Pathophysiologie/Pathobiochemie
- Spezielle Rechtsgebiete für Apotheker
- Krankheitslehre
- Immunologie, Impfstoffe, Sera
- Qualitätssicherung bei Arzneimitteln
- Pharmakoepidemiologie und Pharmakoökonomie
- Industriepharmazie

Wie du der Aufstellung auf Seite 93 entnehmen kannst, finden die Lehrver-anstaltungen als Praktika, Seminare und Vorlesungen statt. Im Folgenden stellen wir dir etwas detaillierter diese Veranstaltungen vor.

Die Vorlesungen

Im Hauptstudium erwartet dich bezüglich der Vorlesungen noch eine kleine Besonderheit, nämlich die sogenannten Ringvorlesungen. Die Kernfächer (Chemie, Biologie, Pharmakologie und Technologie) werden oft in dieser Form angeboten. Damit ist gemeint, dass sich die Vorlesungen über meh-rere Semester erstrecken und von allen Studenten im Hauptstudium gehört werden. Verpasst man hier einen Zyklus, so muss man ein oder zwei Jahre warten, bis die Vorlesungen wieder gehalten werden.

Die Seminare

Seminare kann man als intensive Form der Vorlesung beschreiben. Oftmals sind die Gruppen kleiner und die Studenten müssen einen Leistungsnachweis erbringen. Dieser kann durch Vorträge, Hausarbeiten oder schriftliche Prüfungen erfolgen. Seltener sind reine Sitzscheine, bei denen nur die physische Anwesenheit überprüft wird. Im Gegensatz zur Vorlesung gilt hier Anwesenheitspflicht und am Ende wird ein Schein erworben.

Die Großen Praktika

Wie schon im Grundstudium kommen wieder eine Reihe von praktischen Veranstaltungen auf dich zu. Was dir die Vorlesungen an Theorie vermittelten, darfst du schließlich in den Praktika wortwörtlich in eine Tablette pressen. Zu jedem Praktikum gibt es begleitende Seminare, die speziell zur Vorbereitung oder Vertiefung der Praktikumsinhalte dienen.

In der Regel bestehen die Praktika aus Einzel- und Gruppenanalysen. Sie können während des normalen Vorlesungsbetriebs stattfinden oder aber in der vorlesungsfreien Zeit. Das hängt von deiner Uni ab. Standardmäßig wirst du nach einem Labortag deine Versuchsergebnisse zu Hause in einem Protokoll auswerten. Zudem erwartet dich häufig eine (mündliche) Zwischenprüfung, in der dein Kenntnisstand über bereits absolvierte Versuche und deren Theorie überprüft wird. Meistens reicht ein grober Überblick aus – Klausurwissen wird noch nicht verlangt. Ein erfolgreich absolviertes Praktikum ist die Voraussetzung für die Teilnahme an der Abschlussklausur. Aber keine Sorge: Es müssen zwar öfter mal Analysen wiederholt werden (Murphys Gesetz macht vor keinem Labor halt), aber das Praktikum besteht in der Regel am Ende jeder. Eine Note gibt es für ein Praktikum nicht. Es gilt, wie so oft, nur bestanden oder nicht bestanden. Daher kann ein erfolgreich geleistetes Praktikum auch nicht wiederholt werden, selbst wenn bei drei Versuchen die Klausur nicht bestanden wurde und somit ein Teil der Lehrveranstaltung wiederholt werden muss. Du siehst dich jetzt vielleicht schon wieder mit Kittel und Schutzbrille im Labor. Das passt gut, denn nun stellen wir dir die großen Praktika Stück für Stück vor.

Arzneistoffanalytik

Da ein Apotheker später für die Arzneimittelsicherheit verantwortlich ist und dafür die Qualität eines Arzneimittels beurteilen können muss, soll er ein guter Analytiker sein. Mit diesem Praktikum werden die Kenntnisse und Fähigkeiten zur Arzneistoffanalytik vertieft. Dich erwarten Identitätsprüfungen, Reinheits- und Grenzprüfungen und Themen wie Validierung sowie Qualitätskontrolle. Dies geschieht unter besonderer Berücksichtigung der Arzneibücher – diese Bücher sind für den Pharmazeuten so wichtig wie das Grundgesetz für den Juristen. Im Laufe des Praktikums lernst du verschiedene Analysemethoden wie etwa die Zweiphasentitration kennen. Du befasst dich u. a. mit der Analytik von Fetten oder machst eine Ethanolbestimmung, erlernst das Erfassen von Nachweisgrenzen und Methoden der Validierung. Ein besonderes Augenmerk wird auf die Qualitätsanalytik gelegt. Daher wirst du nicht um die vielen Qualitätsbestimmungen des Arzneibuchs herum kommen.

Biochemie einschließlich Klinischer Chemie

In diesem Praktikum werden grundlegende Kenntnisse in der Klinischen Chemie sowie in biochemischen Untersuchungsmethoden erworben. Es geht dabei um die analytische Erfassung chemischer Kenngrößen, die dazu dienen, physiologische und biochemische Vorgänge im Körper zu beurteilen. Wenn du dich bis dahin gefragt hast, was denn Leber-, Blut oder Nierenwerte sind, wirst du nach diesem Praktikum eine Antwort kennen. Dich erwarten u. a. Gehalts- und Aktivitätsbestimmungen von Enzymen und anderen körpereigenen Substanzen, ebenso wie Untersuchungen des Harns und des Blutes. Des Weiteren wirst du molekularbiologische Methoden kennenlernen, wie etwa die Elektrophorese oder die Funktionsweise eines Schwangerschaftstests. Das Praktikum ist eine wirklich nette Abwechslung zu einem „normalen" Chemiepraktikum, weil du erfährst, wie chemische Methoden zur klinischen Diagnostik eingesetzt werden können.

Technologie

In der Technologie lernst du einen sehr wesentlichen Kernbereich des ganzen pharmazeutischen Studiums kennen. Die Technologie wird nicht ohne Grund manchmal als das „Herzstück" der Pharmazie bezeichnet. Denn ist ein Wirkstoff gefunden, synthetisiert und seine pharmakologische Wirkung aufgeklärt, muss dieser in eine entsprechende Arzneiform, z. B. eine Tablette, gebracht werden. Du wirst erstaunt sein, wie viel Wissen und Technologie am Ende in so einer kleinen Tablette steckt. Wie der Name „Technologie" bereits verrät, wirst du viele Geräte und Maschinen kennenlernen und mit ihnen eigene Arzneiformen herstellen. Dein technisches und physikalisches Verständnis sind dabei gefragt. Hier einmal eine Auflistung verschiedener Arzneiformen, mit denen du dich u. a. in diesem Praktikum beschäftigst:

– Pulver
– Granulate
– Tabletten

- Überzogene Arzneiformen: Dragees, Filmtabletten
- Kapseln
- Lösungen
- Augentropfen
- Emulsionen und Suspensionen
- Rektalia
- Aerosole
- Transdermale Systeme

Da Pharmazeuten die Fachleute für Arzneimittel sind, wird ebenfalls ein fundiertes Wissen über deren Herstellung, Prüfung, Qualität und Sicherheit vermittelt. Dabei kommt die praktische Ausbildung aber nicht zu kurz. Nicht selten stehen hier Studenten Stunden vor dem Dragierkessel, um das Überziehen von Tabletten zu erlernen und zu perfektionieren. Ausdauer und auch etwas handwerkliches Geschick, beispielsweise bei der Kapsel- oder Zäpfchenherstellung, sind gefragt. Im Bereich der sterilen Arzneiformen lernst du nach strengsten Hygienevorschriften zu arbeiten.

Pharmakologisch-toxikologischer Demonstrationskurs

Dieser Titel mag vielleicht spannender klingen als die Veranstaltung tatsächlich ist. Wie der Name schon sagt, erwartet dich ein Kurs und nicht direkt ein Praktikum. Ziel dieses Kurses ist die Vermittlung pharmakologischen Wissens auf der Basis von anatomischen, physiologischen und pathophysiologischen Grundkenntnissen. Dieses Wissen soll dich später als Pharmazeut in die Lage versetzen, die richtige Arzneimitteltherapie für die Bevölkerung sicherzustellen sowie eine adäquate Information und Beratung über Arzneimittel zu gewährleisten. Da Studenten aber nicht einfach zu Übungszwecken Patienten einen bunten Mix an Wirkstoffen verabreichen können, um auf diese Weise die pharmakologischen Wirkungen zu studieren, steht hier mehr Theorie als Praxis auf dem Programm. An Hand von Fall-Demonstrationen lernst du einiges über Krankheitsverläufe und deren Arzneimitteltherapie. Es werden Themengebiete aus der Pharmakologie-Vorlesung vertieft und um Inhalte wie Krankheitsbilder, Nebenwirkungen sowie Arzneimittelinteraktionen intensiviert. Wissen, das auf jeden Fall von großem Nutzen für die spätere Arbeit in der Apotheke ist.

Arzneimittelanalytik

Das letzte große Chemiepraktikum, indem du noch mal dein ganzes chemisches Wissen in konzentrierter Form anwenden darfst. Es geht um die

Analytik von Arzneistoffen. Hier bekommst du also eine Analyse (vorzugs-
weise ein „weißes Pulver"), das ein Gemisch aus Wirkstoffen und Arznei-
mittelträgern darstellt und dessen Identität und/oder Gehalt du ermitteln
sollst. Dein ganzes analytisches Wissen ist nun gefragt. Folgende Inhalte
können dich in diesem Praktikum erwarten:

– Isolierung und Identifizierung von Metaboliten eines Arzneistoffes
  aus komplexen biologischen Matrices
– Qualifizierung von Arbeitsstoffen in Fertigarzneimitteln
– Therapeutisches Drug Monitoring von Problemarzneistoffen
– Analytik und Beurteilung toxikologisch- bzw. umweltrelevanter Stoffe
– Trennung und Charakterisierung stereoisomerer Arbeitsstoffe
– Wirkstofffindung und -entwicklung

Um komplexe Arzneistoffgemische zu identifizieren, musst du einen auf-
wändigen (und daher eher unbeliebten) Trennungsgang durchführen. Wahrscheinlich wirst du die Erfahrung machen, dass in der Theorie alles besser
funktioniert als in der Praxis. Daher starke Nerven behalten, wenn ein Labortag ohne Ergebnisse endet. Am Ende hat eigentlich jeder seine Analysen geschafft, nur der eine vielleicht schneller als der andere.

Die erste und einzige Wahl: Das Wahlpflichtfach (WPF)

Kaum ein Studium ist so verschult wie die Pharmazie. Mit dem Wahlpflichtfach wurde erstmals versucht, an dieser Tatsache etwas zu ändern. Die Approbationsordnung schreibt für das WPF Seminare und praktische Übungen
im Gesamtumfang von 112 Unterrichtsstunden vor. Du kannst dir, entsprechend deiner Interessen, einen Teilbereich der Pharmazie aussuchen. Das
WPF soll die Möglichkeiten bieten, Doktoranden über die Schulter zu schau-
en und Einblicke in die Forschung zu bekommen. Alleine oder in kleinen
Gruppen wirst du in dieser Zeit Teil eines Arbeitskreises sein und ein kleines
eigenes Projekt bearbeiten. Viele Studenten ziehen die während des WPF
gesammelten Erfahrungen bei der späteren Entscheidung für oder gegen
eine Promotion heran. Die WPF-Projekte reichen von der praktischen Arbeit im Labor bis zu reiner Literaturrecherche. Aber auch ein spannendes
Projekt steht und fällt mit der entsprechenden Betreuung durch die Assis-
tenten und natürlich deiner persönlichen Motivation.

Leider bekommt man nicht immer sein Wunschprojekt und muss auf seine zweite oder dritte Priorität ausweichen. Es ist prinzipiell nichts dagegen einzuwenden, wenn einzelne Studenten das WPF außerhalb des eigenen Instituts ableisten. Auch Plätze in der Industrie oder an anderen Instituten, z. B. der Rechtsmedizin, werden in der Regel bewilligt. Hier lohnt sich etwas Eigeninitiative aufzubringen, um seinen Interessen nachzugehen. Da das WPF offiziell zur universitären Ausbildung gehört, muss ein Professor des Pharmazeutischen Instituts den Schein ausstellen. Eigenständig gesuchte WPF-Stellen sollten daher vorher mit einem Professor abgesprochen werden. Am Ende wird ein schriftlicher Bericht und/oder eine Präsentation über die eigenen Ergebnisse angefertigt.

Die richtige Dosierung – so viel wie möglich, so wenig wie nötig

Wie du siehst, ist das Stundenpensum gewaltig. Trotzdem studiert die Mehrheit der angehenden Pharmazeuten nach diesen Stundenplänen. Es gibt natürlich Ausnahmen: Je höher das Fachsemester, desto bunter ist die Mischung. Zu deinen „anfänglichen" Kommilitonen stoßen Wiederholer, Studienortswechsler oder solche, die ganz bewusst ein Semester splitten. Verstehe den Stundenplan daher als Musterlösung. Er ist darauf ausgelegt, das Studium in acht Semestern zu schaffen.

Wenn du, aus was für Gründen auch immer, deinen persönlichen Studienplan anders gestaltest, ist das keine Schande. Du musst nicht alle im Semester vorgesehenen Kurse sofort belegen. Einige Studenten verbringen ein Semester im Ausland oder legen ganz bewusst nach dem letzten Semester ein Lernsemester ein, um genügend Zeit für die Staatsexamensvorbereitung zu haben oder einfach, um Energie aufzutanken. Bevor du jedoch vom Regelstudienplan abweichst, solltest du dich gründlich durch die Studienberatung informieren lassen. Der strikte Studienverlaufsplan macht eigene Abänderungen nicht ganz einfach. Besonders zu achten ist auf Veranstaltungen, für die andere Scheine als Zugangsvoraussetzung gelten.

Zweiter Abschnitt der Pharmazeutischen Prüfung: Das Zweite Staatsexamen

Nach vier Jahren Studium ist es nun soweit: Du trittst zum zweiten und wohl schwersten Examen an. Bevor du dich zum Zweiten Staatsexamen anmelden kannst, musst du alle Pflichtveranstaltungen des Hauptstudiums besucht und die betreffenden Leistungsnachweise (Scheine) erworben haben. Es handelt sich um zehn Leistungsnachweise, die wir in einer Tabellenübersicht zusammengestellt haben.

Veranstaltung	Typ	Stunden	Stoff-gebiet
Biochemische Untersuchungsmethoden einschließlich Klinischer Chemie und praktikumsbegleitendem Seminar	P	98	E
Pharmazeutische Technologie einschließlich Medizinprodukten und praktikumsbegleitendem Seminar	P	196	F
Qualitätssicherung bei Herstellung und Prüfung von Arzneimitteln/Seminar: Biopharmazie einschließlich arzneiformenbezogener Pharmakokinetik	S	42	F
Pharmazeutische Biologie III (biologische und phytochemische Untersuchungen) einschließlich praktikumsbegleitendem Seminar	P/S	126	G
Praktische Übung: Arzneimittelanalytik (Drug-Monitoring, toxikologische und umweltrelevante Untersuchungen) einschließlich praktikumsbegleitendem Seminar	P/S	168	H
Praktische Übung: Arzneistoffanalytik unter besonderer Berücksichtigung der Arzneibücher (Qualitätskontrolle und -sicherung bei Arzneistoffen) und der entsprechenden Normen für Medizinprodukte einschließlich praktikumsbegleitendem Seminar	P/S	112	H

Klinische Pharmazie einschließlich Pharmako-epidemiologie und Pharmakoökonomie	S	98	I
Pharmakotherapie	P	28	I
Pharmakologisch-toxikologischer Demonstrations-kurs einschließlich praktikumsbegleitendem Seminar	P/S	84	I
Hauptseminare und praktische Übungen in einem zu den pharmazeutischen Wissen-schaften gehörenden Wahlpflichtfach	P/S	112	K
Gesamt		**1064**	

P = Praktikum; S = Seminar

Das Examen findet im Herbst oder Frühjahr statt. Beendest du dein achtes Semester in einem Wintersemester, so liegen die Examensprüfungen zwischen September und November, sonst zwischen April und Juni.
Das Staatsexamen umfasst fünf mündliche Prüfungen in den Fächern:
- Pharmazeutische/Medizinische Chemie
- Pharmazeutische Biologie
- Pharmazeutische Technologie/Biopharmazie
- Pharmakologie
- Klinische Pharmazie

Die Anmeldung erfolgt bei deinem zuständigen Prüfungsamt, wo du u. a. deine Scheine einreichst. Danach bist du wortwörtlich scheinfrei und stürzt dich in die Lernphase von etwa acht Wochen. Das klingt vielleicht viel, aber in Anbetracht des Lernstoffs ist die Zeit extrem kurz. Jede Prüfung dauert ca. 30 Minuten. Der ganze Prüfungszyklus erstreckt sich über fünf Wochen, sodass pro Woche eine Prüfung zu absolvieren ist.

Wenn du Glück hast, werden einige Wochen vor der ersten Prüfung die Prüfer bekannt gegeben, was entscheidend für deine Lernvorbereitung sein wird. Denn da es sich um mündliche Prüfungen handelt, bei denen jeder Professor unterschiedliche Lieblingsthemen abfragt, kann ab diesem Zeitpunkt prüferspezifisch gelernt werden. Offiziell wird der Stoff aus dem gesamten

Studium geprüft. Für eine Gesamtübersicht über den Lernstoff lohnt sich ein Blick in den Gegenstandskatalog der AAppO: Anlage 14 (zu § 18 Abs. 3) mit dem Prüfungsstoff des Zweiten Abschnitts der Pharmazeutischen Prüfung findest du unter www.medi-learn.de/APO035.

Du siehst: Das Stoffpensum ist enorm und das Verständnis von vier Jahren ist nicht in acht Wochen nachzuholen. Wer jedoch bereits im Hauptstudium gründlich gelernt hat, wird jetzt belohnt.

In jeder Prüfung wirst du wortwörtlich auf „Herz und Nieren" geprüft. Im Anschluss wirst du kurz aus dem Raum gebeten, damit sich Prüfer und Beisitzer über die Note beraten können. Sobald sie zu einem Ergebnis gekommen sind, darfst du wieder eintreten und erfährst dein Ergebnis.

Für nichts anderes Zeit

Wer gedacht hat, dass es nach dem Ersten Staatsexamen nicht mehr schlimmer werden kann, der hat sich getäuscht. Bei der Vorbereitung auf das Zweite Staatsexamen sind wieder mehrere Wochen Lernen von morgens bis abends angesagt. Da ist wirklich für nichts anderes Zeit. Du wirst nebenbei nicht (viel) arbeiten gehen können, sondern eher noch zusätzlich Geld für Materialien und Bücher ausgeben müssen. Das heißt, dass du für die Examenszeit unbedingt einen finanziellen Puffer anlegen solltest.

Die Lernphase wird dich einige Nerven kosten. Das Pensum ist im Verhältnis zur vorhandenen Vorbereitungszeit extrem. Zwischen den einzelnen Prüfungen bleiben dir nur wenige Tage, um dich auf den nächsten Termin vorzubereiten. Da heißt es im Gedächtnis von Prüfung zu Prüfung „Schubladenziehen" in der Hoffnung, dass du diese in den Semestern des Hauptstudiums ordentlich mit deinem Wissen bestückt hast.

Natürlich im Anzug

Mit dem Lernen wirst du jetzt, nach mindestens vier Jahren Übung, schon Erfahrung haben. Die Vorgehensweise ist dieselbe wie immer: Erfahrungsberichte von der Fachschaft besorgen, Lerngruppen gründen, um Skripte und Bücher kümmern, Lernplan aufstellen und zu guter Letzt Disziplin beweisen. Anzug oder Kostüm sind Standard. Wenn du dich gut vorbereitest und gelernt hast, ist in der Prüfung durchaus mal eine gute bis sehr gute Note drin. Das Zweite Staatsexamen fällt im Durchschnitt besser als das Erste aus.

Zwei Wiederholungsversuche

In der Regel sind die Durchfallquoten gering. Sollte eine Prüfung dennoch nicht bestanden werden, sind zwei weitere Wiederholungsversuche möglich. Dass jemand zum dritten Versuch antritt, ist äußerst selten.

Notenberechnung

Die Gesamtnote entspricht dem Durschnitt der Einzelnoten und berechnet sich denkbar einfach: Du summierst deine Einzelnoten und teilst sie durch fünf. Bist du erstmal soweit gekommen, kannst du ziemlich stolz sein und dich auf dem Examensball richtig feiern lassen. Obwohl du den universitären Teil jetzt geschafft hast, bist du aber mit deiner Ausbildung noch nicht am Ende. Nun beginnt das Praktische Jahr. Was du dafür alles wissen solltest, erfährst du im nächsten Kapitel.

ZUSAMMENFASSUNG

Das Hauptstudium

Das Hauptstudium
Das Hauptstudium des Pharmaziestudiums umfasst die Semester fünf bis acht. Am Ende des Studiums wartet der Zweite Abschnitt der Pharmazeutischen Prüfung, das Zweite Staatsexamen.

Die Fächer im Überblick
Im Hauptstudium werden die Kernfächer Pharmazeutische/Medizinische Chemie, Pharmazeutische Biologie, Pharmazeutische Technologie/Biopharmazie, Pharmakologie und Toxikologie und Klinische Pharmazie vertieft. Die Lehrveranstaltungen setzen sich wieder aus Vorlesungen, Seminaren und Praktika zusammen. Die meiste Zeit nehmen dabei die Hauptpraktika in Technologie, Biochemie, Biologie, Arzneistoff- und Arzneimittelanalyse ein.

Das Wahlpflichtfach
Dieses Fach umfasst 112 Stunden und soll den Studierenden die Möglichkeit bieten, erste Einblicke in die Forschung zu erhalten. In der Regel wird es in den Arbeitsgruppen des pharmazeutischen Instituts durchgeführt, kann aber auch außerhalb erfolgen. Hier hat der Student zum ersten Mal die eigene Wahl.

Der Zweite Abschnitt der Pharmazeutischen Prüfung
Nach vier Jahren Studium steht die zweite große Prüfung, das Zweite Staatsexamen (Zweiter Abschnitt der Pharmazeutischen Prüfung) auf dem Plan. Es umfasst fünf mündliche Prüfungen in einem Zeitraum von fünf Wochen und gilt als das härteste Examen. Anschließend beginnt das Praktische Jahr.

Notenberechnung
Die Gesamtnote des Zweiten Staatsexamens errechnet sich aus dem Durchschnitt der Einzelnoten.

Das Praktische Jahr

Dritter Abschnitt der Pharmazeutischen Ausbildung

Nun heißt es „Adieu Uni und Hallo Apotheke"! Nach vier Jahren Theorie darfst du jetzt endlich Praxisluft schnuppern. Natürlich gibt es einige Rahmenbedingungen, aber das Praktische Jahr (PJ) lässt Platz für individuelle Gestaltung. Nach diesen positiven Nachrichten kommen wir aber gleich zu den wichtigsten Informationen.

Das Praktische Jahr kann erst begonnen werden, wenn das Zweite Staatsexamen bestanden ist. Gleichzeitig ist das Absolvieren des PJ Voraussetzung für die Zulassung zum dritten Prüfungsabschnitt. In der AAppO ist vorgeschrieben, dass mindestens ein halbes Jahr in einer deutschen öffentlichen Apotheke abgeleistet werden muss. Für die andere Hälfte lässt die Approbationsordnung dir andere Möglichkeiten.

Nachdem die universitäre Ausbildung die Theorie vermittelt hat, soll das PJ nun dazu dienen, den praktischen Teil des Apothekerberufs zu erlernen. Ein Pharmazeut im Praktikum oder auch PhiP sollte daher nur zu pharmazeutischen Tätigkeiten herangezogen werden. Was das im Einzelnen bedeutet, wird sehr individuell gesehen.

 In der AAppO heißt es dazu:

(2) Während der ganztägigen praktischen Ausbildung sollen die im vorhergehenden Studium erworbenen pharmazeutischen Kenntnisse vertieft, erweitert und praktisch angewendet werden.

Zur Ausbildung gehören insbesondere:
- *die Entwicklung, Herstellung, Prüfung, Beurteilung und Abgabe von Arzneimitteln*
- *die Sammlung, Bewertung und Vermittlung von Informationen, insbesondere über Arzneimittelrisiken, und die Beratung über Arzneimittel*

Du solltest dir daher schon während der Planung überlegen, welche Anforderungen du an deine Ausbildung in dieser Zeit stellst, und dir dementsprechend deine Ausbildungsstätte aussuchen.

Während der zwölf Monate findet ein begleitender Unterricht statt, der Kenntnisse über pharmazeutische Praxis und Recht vermittelt. Er beträgt in der Regel pro Halbjahr jeweils zwei Wochen am Stück. Diese Zeit gehört zu deiner Ausbildung und wird nicht von deinen Urlaubstagen abgezogen. Der begleitende Unterricht wird von der jeweiligen Apothekerkammer organisiert und ist obligatorisch. In der Regel wird der Unterricht bei der Kammer des Studienortes absolviert.

Vom Studenten zum PhiP

Mit Bestehen des Zweiten Staatsexamens endet offiziell dein Studentenstatus. Im Praktischen Jahr bist du nicht mehr Student, sondern Auszubildender. Daraus ergeben sich einige wesentliche Veränderungen. Da das Praktikum vergütet wird, musst du dich selbst krankenversichern. Meistens übernimmt dein Arbeitgeber die Anmeldung bei der Krankenkasse.

Wie auch in anderen Ausbildungen besteht für dich ein Urlaubsanspruch von 33 Werktagen pro Kalenderjahr, wobei von einer sechs-Tage-Woche ausgegangen wird. Oftmals arbeiten die PhiPs aber nur an fünf Werktagen. In vielen Apotheken kann es vorkommen, dass du zwar samstags arbeiten musst, dafür aber einen anderen Tag in der Woche frei bekommst. Die Arbeitszeit beträgt meistens 40 Stunden pro Woche und wird vergütet.

Nicht umsonst arbeiten

Das Gehalt ist tariflich geregelt und beträgt für das erste Halbjahr 750 € pro Monat (brutto) und im zweiten Halbjahr 880 € pro Monat (brutto). Der Tarifvertrag gilt nur für die Apotheke, nicht für andere Einrichtungen. In der Industrie oder im Krankenhaus gelten andere Regelungen, sodass beim Arbeitsvertrag dein Verhandlungsgeschick gefragt ist. In der Regel wird aber nach Tarif bezahlt. Für die Zeit des begleitenden Unterrichts ist dein Arbeitgeber verpflichtet, dich freizustellen.

Informieren und planen

Jetzt hast du einiges über das Praktische Jahr erfahren und es stellt sich die Frage: „Wie finde ich die richtige PJ-Stelle?"

Dazu musst du erstmal wissen, ob du für sechs oder zwölf Monate in die Apotheke möchtest. In der Regel nutzen viele die Chance, für sechs Monate andere Arbeitsbereiche kennenzulernen. Ein zwölfmonatiger Aufenthalt wird andererseits in der Apotheke natürlich gerne gesehen und bietet dir bei der Bewerbung einen Vorteil gegenüber PhiPs, die nur ein halbes Jahr in die Apotheke wollen. Solltest du dich aber für eine Splittung entscheiden, so ist mit der Planung und Bewerbung rechtzeitig zu beginnen. Während eine Stelle in der Apotheke oft noch sehr kurzfristig gefunden werden kann, sind andere Einrichtungen wie die Krankenhausapotheke oder große Pharmafirmen begehrter und die Plätze dort werden langfristig vergeben. Hier lohnt es, sich ein halbes oder sogar ganzes Jahr vorher zu bewerben.

Die Suche nach dem Volltreffer

Für eine Stelle außerhalb der Apotheke können folgende Einrichtungen in Frage kommen:

– Krankenhaus- oder Bundeswehrapotheke
– Pharmazeutische Industrie
– Universitätsinstitut oder andere wissenschaftliche Institutionen einschließlich solcher der Bundeswehr
– Arzneimitteluntersuchungsstelle

Voraussetzung ist die Betreuung durch einen Apotheker. Außerdem ist es möglich, sechs Monate im Ausland in einer der genannten Einrichtungen zu verbringen. Nicht alle Stellen können hier jedoch genehmigt werden, daher solltest du dies vorher (!) mit dem Landesprüfungsamt abklären.

Als Informationsquelle kommen das Schwarze Brett, eine Online-PJ-Börse des BPhD (Bundesverband der Pharmaziestudierenden in Deutschland e. V.), Stellenanzeigen in der pharmazeutischen Fachpresse oder eigene Stellengesuche sowie der Informationsaustausch mit anderen Studenten infrage. Gegen eine Initiativbewerbung ist nichts einzuwenden. Im Gegenteil: Sie könnte erfolgversprechend sein. Die richtige Apotheke ist oftmals schneller gefunden. Hier empfiehlt es sich, im Vorfeld mehreren Apotheken in deiner Umgebung einen Besuch abzustatten und ganz unbefangen nach freien Ausbildungsplätzen zu fragen. Der Vorteil daran ist, dass der Arbeitgeber dich gleich persönlich kennenlernt und dir Auskunft geben wird, ob von ihm generell Pharmazeuten im Praktikum ausgebildet werden. Wir haben dir im Folgenden die wichtigsten Punkte aufgelistet, die es zu beachten gilt.

Checkliste für die Wahl der richtigen Apotheke

– Welchen Eindruck macht die Apotheke (modern, alt, gut ausgestattet)?
– Wie groß ist die Apotheke (Mitarbeiter, Kundenverkehr)?
– Wo liegt die Apotheke (in der Fußgängerzone, einem Einkaufzentrum, Ärztehaus, Landapotheke)?
– Hat die Apotheke besondere Beratungsschwerpunkte (Mutter und Kind, Homöopathie, Kosmetik)?
– Wie ist das Verhältnis unter den Mitarbeitern?
– Gibt es einen angemessenen Pausenraum?
– Wie sind die Öffnungszeiten?
– Gibt oder gab es bereits einen Pharmazeuten im Praktikum?
– Welche Vorstellungen hat der Apotheker bezüglich deiner Ausbildung?
– Wird ein Ausbildungsplan aufgestellt?

Sollte eine Apotheke in die engere Wahl gekommen sein, ist es hilfreich und oft gern gesehen, einen Probetag zu arbeiten, um Einblick hinter die Kulissen zu bekommen.

Der Arbeitsvertrag

Hast du eine Stelle gefunden, muss ein Arbeitsvertrag erstellt und unterschrieben werden. Oftmals hat dein Arbeitgeber schon ein fertiges Muster. Zur Sicherheit kannst du dich aber am Bundestarifarbeitsvertrag orientieren. Auch der BPhD hat einen Mustervertrag erstellt, der auf der Homepage des Verbandes heruntergeladen werden kann. Es gibt drei wichtige Dinge bei der Vertragserstellung zu beachten:

1. Als Praktikant ist man nicht zwangsläufig an den Tarifvertrag gebunden. Man hat nur dann Anspruch auf (mindestens) tarifliche Bezahlung, wenn man Mitglied der Adexa (Apothekengewerkschaft) ist. Bei Gehaltsverhandlungen darfst du natürlich deine eigenen Vorstellungen äußern, aber solltest dich dabei in einem angemessenen Rahmen bewegen. Für die Industrie gilt der Tarifvertrag nicht. Das Gehalt orientiert sich aber an den Vorgaben. Manchmal ist die Bezahlung etwas höher.
2. Der PhiP ist verpflichtet eine ganztägige Arbeit auszuüben, was nicht zwangsläufig eine 40-Stunden-Woche bedeutet. Es gilt die ganztägige Arbeitszeit deines Betriebs. Ferner ist auf eine Vertragsdauer von vollen sechs Monaten zu achten (z. B. vom 15. Juni bis 14. Dezember).
3. Bei der Datierung der Praktikumsbescheinigung ist zu beachten, dass die Unterschrift frühestens am letzten Arbeitstag erfolgen darf.

Bewerbung

Die Anforderungen an eine Bewerbung können recht unterschiedlich sein. Für die öffentliche Apotheke reicht manchmal ein persönliches Gespräch mit dem Apotheker aus. Für andere Stellen ist eine komplette, schriftliche Bewerbung mit Lebenslauf, Lichtbild und Anschreiben notwendig. Gerade größere Unternehmen bevorzugen oftmals eine Bewerbung per E-Mail oder ggf. Online-Formular.

Vorstellungsgespräch

Das Bewerbungsgespräch ist kein Verhör, aber auch kein Kaffeekränzchen. Daher solltest du gut vorbereitet sein. Dazu gehört, sich über die Apotheke oder den pharmazeutischen Betrieb zu informieren. Viele Pharmahersteller haben eine Internetpräsenz mit Informationen über ihre Produkte, ihre Firmenphilosophie und einigen Daten zur Fima. Es lohnt sich, hier etwas zu stöbern, um die Firma besser kennenzulernen. Das zeigt dein Engagement und Interesse. Werde dir im Vorfeld zudem selbst über deine Vorstellungen bezüglich der praktischen Ausbildung klar. Was interessiert dich besonders, welche Bereiche möchtest du vertiefen und welche neuen Fähigkeiten möchtest du erlernen? Darüber hinaus solltest du auf Fragen nach deinen Stärken und Schwächen sowie ggf. Lücken im Lebenslauf gefasst sein. Auch bei unangenehmen Fragen ist es wichtig, selbstbewusst und gleichzeitig authentisch zu bleiben. Besonders wichtig ist, deine eigene und unbedingte Motivation und Eignung für genau DIESE Stelle hervorzuheben.

Der begleitende Unterricht

Dieser Unterricht umfasst mindestens 120 Stunden und wird im Auftrag der Landesprüfungsämter von den jeweiligen Apothekerkammern durchgeführt. Vielfach findet er in zwei Blöcken à zwei Wochen statt, mit Ausnahme von Berlin und München/Regensburg, die einen Blockunterricht (vier Wochen am Stück) anbieten. Die Themen sind in der Approbationsordnung vorgeschrieben, aber jede Kammer kann eigene Schwerpunkte festlegen. Generell geht es um Apothekenrecht, pharmazeutische Praxis und Betriebswirtschaft. In der Regel bekommst du von der Kammer eine Ladung mit den Terminen, aber zur Sicherheit solltest du dich noch selbst informieren (Deutsche Apothekerzeitung, Pharmazeutische Zeitung oder auf der Homepage der Kammer). Am Ende gibt es wieder eine Bescheinigung, die du für die Anmeldung zum Dritten Staatsexamen benötigst.

Industrieluft schnuppern

Viele Studenten können sich unter der Arbeit in der Industrie nur wenig vorstellen. Das ist kein Wunder, denn Industrie ist nicht gleich Industrie. Die Firmen unterscheiden sich zum Teil erheblich voneinander. Große Firmen wie z. B. Merck oder Bayer stellen pro Halbjahr bis zu 20 Praktikanten ein und betreuen sie intensiv. Viel ausschlaggebender als das Unternehmen selbst ist der Bereich, in dem du eingesetzt wirst. Angebote gibt es vor allem in der Qualitätskontrolle sowie Arzneimittelsicherheit und -zulassung, aber auch in der Produktion, Entwicklung oder im Marketing findest du Stellen. Du musst dir also im Vorfeld überlegen, für welchen Bereich du dich interessierst. Sind diese Überlegungen abgeschlossen, kannst du Kontakt aufnehmen und dich bewerben. Einige Unternehmen bieten sogar Hilfe bei der Wohnungssuche. Es ist hilfreich, sich mit anderen Studenten auszutauschen, die bereits ein halbes Jahr in der Industrie verbracht haben oder gerade verbringen. So erhältst du Informationen aus erster Hand und kannst dir unter der Tätigkeit mehr vorstellen.

Deine Chance für einen Auslandsaufenthalt

Manche Studenten nutzen das Praktische Jahr, um Neuland zu entdecken, und absolvieren ein halbes Jahr im Ausland. Als Stellen kommen wiederum die öffentliche Apotheke, die Krankenhausapotheke, die pharmazeutische Industrie oder die Universität in Frage. Unabhängig davon, wo es hingehen soll, ist mit der Planung mindestens ein Jahr vorher zu beginnen. Ganz wichtig ist zudem, sich vorher über die Anerkennung bei deinem Prüfungsamt zu informieren! Bei Stellen in der EU gibt es meistens kein Problem; etwas komplizierter wird es manchmal bei Aufenthalten außerhalb der EU. Die Vorlaufzeit von mindestens einem Jahr ist neben der Stellensuche den Formalitäten wie Visum, Arbeitserlaubnis, Finanzierung und Auslandskrankenversicherung zu widmen. Da der Aufenthalt eine Länge von drei Monaten überschreitet, brauchst du eine Aufenthaltserlaubnis und für Nicht-EU-Länder zusätzlich noch eine Arbeitsgenehmigung.

Das Praktische Jahr ist eine Besonderheit der deutschen Ausbildung, was oftmals bei der Formulierung einer Bewerbung zu Problemen führt. Es ist hilfreich, von einem „pre-registration year" zu sprechen. Ebenso unüblich ist die Vergütung, deshalb musst du dir vorher Gedanken um die Finanzierung machen. Bestimmte Zuschüsse oder Stipendien könnten dir eventuell helfen. Aber bevor du das machst, drängt sich erstmal die Frage auf, wie du überhaupt eine Stelle im Ausland findest. Zugegeben: Es ist nicht ganz einfach – aber auch nicht unmöglich. Je nachdem, welchen Bereich du favorisierst, gibt es unterschiedliche Anlaufpunkte. Stellen in der pharmazeutischen Industrie können über größere deutsche Unternehmen mit Dependancen im Ausland vermittelt werden (z. B. Bayer, Schwarz Pharma Gruppe, GlaxoSmithKline).

Suchst du nach einer ausländischen Apotheke, so empfiehlt sich vorab ein Urlaub in der Region, um sich persönlich Apotheken anzuschauen und nach einer PJ-Stelle zu fragen. Eine sehr gute Möglichkeit, Kontakte ins Ausland zu knüpfen, stellt der Weg über deine Professoren dar. Oftmals pflegen sie Beziehungen mit ausländischen Universitäten und können dich an einen der Arbeitskreise vermitteln. Wenn du ein halbes Jahr im Ausland verbringst, wirst du wahrscheinlich einen Teil des begleitenden Unterrichts verpassen. In diesem Fall gibt es die Möglichkeit, am Unterricht in Berlin oder München/Regensburg teilzunehmen. Es sind wie schon gesagt die einzigen Städte, in denen der Unterricht in einem Block von vier Wochen angeboten wird. Deine Teilnahme musst du aber zuvor mit der dortigen Kammer abklären. Die Studenten der eigenen Uni haben Vorrang.

Auf Goldsuche – Stipendien

Ausland ist aufregend und teuer. Wenn du nicht gerade irgendwo einen Goldbarren vergraben hast, so gibt es die Möglichkeit, nach einem passenden Stipendium zu suchen. Bevor du dabei in den unendlichen Weiten des Internets verschwindest, bietet es sich an, die Informationsangebote an deiner Uni wahrzunehmen. Du wirst dort meistens sehr gut über passende Stipendien und das ganze Bewerbungsprozedere informiert.

INFO

Studienfinanzierung

Viele Hochschulen bieten das vom DAAD finanzierte Förderungsprogramm PROMOS an. Das Programm gibt Studierenden die Chance zu einem Auslandsaufenthalt, deren Vorhaben oder Zielort in keinem der strukturierten DAAD-Programme förderbar ist. Als PhiP rutscht man leider aufgrund des fehlenden Studentenstatus durch viele andere Förderprogramme durch. Mit PROMOS werden aber Praxisaufenthalte von bis zu sechs Monaten unterstützt. Die Förderung beläuft sich meistens auf eine monatliche Zahlung für den Lebensunterhalt und einen Reisekostenzuschuss. Damit lassen sich sicherlich nicht alle deine Kosten decken, aber sie werden überschaubarer.

Weitere Möglichkeiten:

- www.medi-learn.de/AP036
- www.medi-learn.de/AP037
- www.medi-learn.de/AP038

Dritter Abschnitt der Pharmazeutischen Prüfung

Nach zwei bereits erfolgreich absolvierten Staatsexamina meldet sich das Dritte Examen meist wie ein Déjà-vu. Gerade an die Arbeitswelt gewöhnt, heißt es nun wieder LERNEN. Der erste Schritt in Richtung Examensvorbereitung fällt dir sicher schwer. Wir können dich aber trösten. Das Prüfungspensum ist weitaus überschaubarer als beim Zweiten Examen: Es umfasst die Kenntnisse, die du während deiner praktischen Tätigkeit und im begleitenden Unterricht erworben hast. Meistens wird mehr in die Breite als in die Tiefe geprüft. Trotzdem ist es die letzte und damit auch wichtigste Prüfung deiner Ausbildung. Denn hältst du das dritte Examenszeugnis erst in den Händen, bist du endlich berechtigt, die lang ersehnte Approbation zum Apotheker zu beantragen. Der Moment, auf den du fünf Jahre lang hingearbeitet hast: Mit diesem Ziel vor Augen heißt es jetzt nochmal Zähne zusammenbeißen, Motivation zusammenkratzen und dann auf in die finale Lernphase!

Die Anmeldung zum Examen erfolgt wieder bei deinem Prüfungsamt. Dazu musst du die Zeugnisse deines ersten und zweiten Examens und die Bescheinigung über die Absolvierung eines Praktischen Jahres sowie die Teilnahme am begleitenden Unterricht einreichen. In der Regel legt man das Dritte Examen bei dem Prüfungsamt ab, wo man auch das Zweite Examen absolviert hat. Außerdem sollte es dort sein, wo auch der begleitende Unterricht besucht wurde. Tritt dennoch der Wunsch nach einem Wechsel zu einem anderen Prüfungsamt auf, so solltest du dort rechtzeitig nach einem freien Prüfungsplatz fragen und dein bisheriges Prüfungsamt über den Wechsel informieren.

Der Prüfungsablauf

Die Prüfung ist mündlich und wird durch Vertreter der Apothekerkammer und der Universität durchgeführt. Geprüft werden die Fächer:

- Pharmazeutische Praxis
- Spezielle Rechtsgebiete für Apotheker

Beide Fächer werden am selben Tag direkt nacheinander geprüft. Oft werden zwei Prüflinge gleichzeitig in die Prüfung gebeten und dann abwechselnd insgesamt ungefähr zwei Stunden befragt. Pro Prüfling dauert die Prüfung also in etwa eine Stunde. Den Praxisteil prüfen ein Vertreter der Uni (Professor) und ein Mitglied der Apothekerkammer, während die Rechtsgebiete von einem Mitglied des Landesministeriums übernommen werden. Das heißt, dich befragen insgesamt drei Prüfer. Im Gegenstandskatalog kannst du die einzelnen Stoffgebiete nachlesen. Daneben lohnt es sich – wie auch bei dem Zweiten Examen – Gedächtnisprotokolle von Prüfungen der letzten Jahre zu besorgen.

Ist die Prüfung vorbei, wirst du kurz aus dem Raum gebeten und nach wenigen Minuten wieder hinein. Im Normalfall wirst du dann händeschüttelnd beglückwünscht und dir werden die Einzelwertungen der beiden Fächer verkündet. Damit ist es dann endlich geschafft und es bleibt nur noch, den verdienten Erfolg zu feiern. Nur der Vollständigkeithalber ist noch zu erwähnen, dass beim Nichtbestehen zwei Wiederholungsversuche möglich sind.

Deine Gesamtnote berechnet sich wie folgt:
– Die Note für den Ersten Abschnitt wird mit zwei,
– die Note für den Zweiten Abschnitt wird mit drei und
– die Note für den Dritten Abschnitt wird mit zwei multipliziert.

Die Summe daraus wird durch sieben geteilt. Das Zweite und wohl auch aufwändigste Staatsexamen wird also etwas stärker gewichtet als die beiden anderen. Außerdem bedeutet eine schlechte Note in einem der drei Examen nicht zwangsläufig eine schlechte Note in der Gesamtwertung.

Die Approbation: Endlich Apotheker!

Sind alle Prüfungen geschafft und ist somit das Staatsexamen bestanden, kannst du bei den Behörden des Bundeslandes, in dem du das Examen abgelegt hast, deine Approbation zum Apotheker beantragen. Diese staatliche Zulassung erlaubt dir, dich „Apotheker" bzw. „Apothekerin" zu nennen und den Beruf des Apothekers in Deutschland selbstständig und eigenverantwortlich auszuüben. Mit deiner Approbation wirst du automatisch Mitglied in der jeweiligen Apothekerkammer deines Bezirks oder Bundeslandes.

Damit du deine Approbationsurkunde in Händen halten kannst, sind einige Voraussetzungen zu erfüllen. Eine Übersicht über alle Unterlagen zur Anmeldung erhältst du vom Landesprüfungsamt oder der Apothekerkammer. Zusätzlich zu deinem Antrag auf Approbation musst du verschiedene Dokumente bei der zuständigen Landesbehörde (Landesamt für soziale Dienste, Abt. Gesundheitsschutz) einreichen. Neben einem kurzen Lebenslauf ist bei ledigen Bewerbern die Geburtsurkunde, bei Verheirateten oder verheiratet Gewesenen sowohl die Geburts- als auch die Eheurkunde erforderlich. Dein Identitätsnachweis (Personalausweis oder Reisepass) kann im Original oder als amtlich beglaubigte Kopie eingereicht werden. Außerdem ist ein amtliches Führungszeugnis der Belegart „O" erforderlich, das nicht früher als einen Monat vor Antragsstellung ausgestellt worden sein darf. Dieses Führungszeugnis wird dem Landesamt für soziale Dienste direkt zugesandt.

Zusätzlich musst du eine eigene Erklärung darüber abgeben, ob gegen dich gerade ein gerichtliches Strafverfahren oder staatsanwaltschaftliches Ermittlungsverfahren läuft. Aus einer ärztlichen Bescheinigung, die ebenfalls nicht älter als einen Monat sein darf, muss hervorgehen, dass du in gesundheitlicher Hinsicht für die Ausübung des Apothekerberufs geeignet bist. Diese darf zum Beispiel dein Hausarzt ausstellen. Und zu guter Letzt musst du deinem Antrag natürlich noch das Zeugnis über die Pharmazeutische Prüfung bzw. eine beglaubigte Kopie beilegen.

Approbations-Antrag:
– Kurz gefasster Lebenslauf
– Ledig: Geburtsurkunde
– Verheiratet oder verheiratet gewesen: Geburtsurkunde + Eheurkunde
– Nachweis der Staatsangehörigkeit (Personalausweis oder Reisepass)
– Amtliches Führungszeugnis der Belegart „O" (nicht älter als ein Monat)
– Eigene Erklärung darüber, ob ein Verfahren anhängig ist
– Ärztliche Bescheinigung (nicht älter als ein Monat)
– Zeugnis über die Pharmazeutische Prüfung
– Gegebenenfalls Promotionsurkunde

Du musst deine Dokumente nicht persönlich bei der zuständigen Landesbehörde abgeben, sondern kannst sie auch mit der Post zusenden. Allerdings werden Beglaubigungen bei Vorlage von Original und Kopie i. d. R. auch dort vorgenommen – das geht schneller und ist meist kostenlos! Egal, für welche Variante du dich entscheidest: Kurz nach Vorliegen aller Unterlagen beim Landesamt für soziale Dienste wird dir deine Approbationsurkunde zugeschickt oder sie liegt zur Abholung bereit, wenn du die Zustellgebühr sparen willst. Für die Erstellung der Urkunde ist eine Verwaltungsgebühr von etwa 100 Euro fällig. Gegen Vorlage deiner Approbationsurkunde erhältst du anschließend bei der zuständigen Kammer deinen Apothekerausweis im Scheckkartenformat.

ZUSAMMENFASSUNG

Das Praktische Jahr

Das praktische Jahr

Im PJ werden die praktischen Tätigkeiten des Apothekerberufes erlernt, daher ist es Pflicht, mindestens ein halbes Jahr in einer Apotheke zu arbeiten. Während der zwölfmonatigen praktischen Ausbildung musst du zusätzlich am begleitenden Unterricht der Apothekerkammer teilnehmen.

Der „PhiP"-Status

Als **P**harmazeut **i**m **P**raktikum bist du nicht mehr Student, sondern Auszubildender. Deine ganztägige Arbeitszeit wird mit Ausnahme von Stellen im Ausland oder an Universitäten (tariflich) vergütet. In der Folge musst du dich selbst krankenversichern. Es besteht ein Anspruch auf 33 Werktage Urlaub pro Kalenderjahr.

Apotheke, Industrie oder Ausland?

Die Möglichkeit, das PJ zu splitten, ist eine gute Chance, um andere pharmazeutische Bereiche wie die Krankenhausapotheke oder die pharmazeutische Industrie kennenzulernen. Es besteht auch die Möglichkeit, ein halbes Jahr im Ausland zu verbringen. Da eine Vergütung im Ausland unüblich ist, muss vorher die Finanzierung etwa durch Stipendien geplant werden.

Dritter Abschnitt der Pharmazeutischen Prüfung

Das Dritte Examen umfasst zwei mündliche Prüfungen. Geprüft werden die Fächer Pharmazeutische Praxis und Spezielle Rechtsgebiete für Apotheker. Mit Bestehen der Prüfung ist man berechtigt, den Antrag auf Approbation zum Apotheker zu stellen.

Approbation

Die Beantragung der Approbation erfordert das Einreichen einer Reihe von Formularen bei der zuständigen Landesbehörde. Die Approbationsurkunde berechtigt dich zur selbstständigen und eigenverantwortlichen Ausübung des Apothekerberufs.

Auf Nummer sicher gehen

Wichtiges zum Versicherungsschutz

„Versicherungen – darüber habe ich mir noch überhaupt keine Gedanken gemacht." So oder ähnlich lautet die Antwort vieler Studenten auf die Frage, wie es eigentlich um ihren Versicherungsschutz steht. Doch: Ohne Versicherungen scheint es auch nicht zu gehen. Wie also schaut es aus in Sachen Versicherung?

Für einige Risiken, wie z. B. beim Autofahren oder den finanziellen Schutz bei Krankheiten, schreibt der Gesetzgeber eine Versicherung pflichtmäßig vor. In anderen Bereichen, wie z. B. der Unfallversicherung, ist man zumindest in der Uni, beim Job und auf dem Hin- und Rückweg automatisch über die Berufsgenossenschaft in die staatliche Fürsorge eingeschlossen. Für wieder andere Belange hätte man vielleicht gerne eine Versicherung, z. B. für seinen Laptop oder sein Mountainbike.

Also: Was sind die wichtigsten Versicherungen für Pharmaziestudenten und angehende Apotheker? Worauf ist bei Abschluss einer Versicherung zu achten? Wo steckt der Teufel im Detail der Versicherungsbedingungen? Auf welche Leistungen kann man getrost verzichten und welche sind unabdingbar? Zur Beantwortung dieser Fragen haben wir mit Karl-Heinz Silbernagel von unserem Kooperationspartner Deutsche Ärzteversicherung einen sachkundigen Autor gewinnen können. Doch dieses Kapitel kann nur einen kurzen Einblick in die wichtige Thematik geben. Wir stellen dir an dieser Stelle wichtige Versicherungen ausführlich vor. Auf die Erläuterung anderer Versicherungen (z. B. Rechtsschutz-Versicherung, Berufsunfähigkeits-Versicherung) müssen wir aus Platzgründen an dieser Stelle verzichten. Doch jeder Pharmaziestudent und spätere Apotheker sollte sich im Eigeninteresse intensiv mit dem Thema beschäftigen.

Versicherungsschutz für die Teilnahme
am fachpraktischen Laborunterricht – die Laborhaftpflichtversicherung
Haftung kann weltweit und zu jeder Zeit eingefordert werden, wenn ein Schaden durch eigenes Verschulden entstanden ist. Dabei ergibt sich lediglich die Unterscheidung nach Berufs- und Privathaftpflicht. Oftmals sind Studenten für die Dauer ihrer Ausbildung noch über die Privathaftpflicht der

Eltern versichert. Dies gilt in der Regel bis zum Abschluss des Studiums. Aber Achtung: In Einzelfällen, wie zum Beispiel bei Heirat und je nach Vertrag der Eltern, muss man eventuell selbst für die Privathaftpflicht sorgen.

Bei der Haftungsfrage im Fall von Beschädigungen im Labor während des Unterrichts gibt es bei den Hochschulen keine bundesweit einheitliche Regelung. In der Laborordnung einer jeden Uni ist nachzulesen, wie es geregelt ist – üblicherweise muss der Labornutzer, der den Schaden verursacht hat, ihn auch selber bezahlen. Eine möglicherweise vorhandene Privathaftpflicht (auch die der Eltern) stellt nicht sicher, dass der entstandene Schaden abgedeckt ist. Gerade bei Tarifen, die schon älter sind, sind Schadensfälle, die im fachpraktischen Unterricht passieren, also zum Beispiel im Labor, oft nicht versichert.

Also selbst bezahlen. Wenn eine Zentrifuge ein Opfer der Schwerkraft wird, ist es schon recht teuer, aber wenn noch Personenschäden – zum Beispiel durch Verätzungen – dazukommen, wird es für ein Studentenbudget eine unerschwingliche Belastung. Hinzu kommt, dass die Hochschule bei einem vom Studenten verursachten Schaden von dem Verursacher Schadenersatz fordern kann.

Deshalb auf Nummer sicher gehen. Die Lösung ist die Laborhaftpflichtversicherung für Pharmaziestudenten. Damit sind Schäden abgesichert, die 50 Euro überschreiten und die nicht durch die bereits bestehende eigene Privathaftpflichtversicherung oder die der Eltern bezahlt werden. Und zwar an allen deutschen Hochschulen. Die Laborhaftpflichtversicherung, die übrigens vom Bundesverband der Pharmaziestudierenden in Deutschland e. V. (BPhD) empfohlen wird, kostet pro Semester 5,40 Euro, also 90 Cent im Monat. Der Versicherungsumfang ist auf 5 Millionen Euro für Personen- und Sachschäden festgelegt, für Beschädigungen von Ausbildungsgegenständen und Einrichtungen der Hochschule auf 15.000 Euro.

UNSER TIPP

Haftpflicht fürs Ausland

Für Auslandsaufenthalte – Famulatur oder als PhiP – lassen sich ebenfalls die Risiken über eine Haftpflichtversicherung abdecken. Siehe hierzu unter „Versicherungsschutz auf Auslandsreisen" (s. S. 123)

Per Gesetz verordnet: Die Kfz-Versicherung

Die Kraftfahrzeug-Haftpflichtversicherung ist vom Gesetzgeber zwingend vorgeschrieben. Damit ist der durch eigenes Verschulden verursachte Schaden an einem anderen Fahrzeug oder einer Person abgedeckt. Wer schon ein eigenes Auto fährt, genauer gesagt, auf wen bereits ein eigenes Fahrzeug zugelassen ist, der weiß: ohne Versicherungsschutz für die Haftpflicht keine Zulassung!

UNSER TIPP

Teil- und Vollkasko

Durch die Vereinbarung von Selbstbehalten lassen sich die Beiträge für Teil- oder Vollkasko verringern.

Teilkasko und Vollkasko sind demgegenüber eine Sache der eigenen Risikoeinschätzung bzw. des Geldbeutels. Werden bei Teilkasko nur Schäden am eigenen Fahrzeug durch bestimmte Ereignisse wie z. B. Feuer, Blitzschlag oder Diebstahl übernommen, kommt die Vollkasko sogar für selbst verschuldete Unfallschäden am eigenen Fahrzeug auf. Auch mutwillige Beschädigungen durch Dritte übernimmt die Vollkasko.

Alles eine Frage des Preises! Wirklich alles?
Die Preisfrage

„Welche Kfz-Versicherung ist am günstigsten?" – diese Frage ist bei Studenten naheliegend. Über Versicherungsvergleiche im Internet wird der vermeintlich günstigste Anbieter herausgesucht. Der Preis als Entscheidungskriterium mag eine wichtige Komponente bei Abschluss einer Versicherung darstellen – doch welche Überlegungen können noch von Bedeutung sein? Einige Fragen mögen verdeutlichen, dass bei der Kfz-Versicherung neben dem Preis die Leistungsstärke und der Service im Fokus stehen sollten: Wie sind die Schäden bei eigenen Auslandsreisen versichert, wenn ein im Ausland versichertes Fahrzeug den Unfall verursacht hat oder wenn ich mit einem Mietfahrzeug im Ausland einen Unfall verursache? Besteht für den Versicherer bei der Kaskoversicherung die Möglichkeit, bei einem Schaden unter Verweis auf „grob fahrlässiges Verhalten" die Leistung zu verweigern? Ist eine längere Neupreisentschädigung in der Kaskoversicherung Bestandteil des Versicherungsschutzes und sind auch Zulassungs- und Überführungskosten für das neue Fahrzeug abgedeckt? Sind alle fest eingebauten Fahrzeug- und Zubehörteile kostenfrei mitversichert?

Also, nicht nur der Preis, sondern vor allem die Leistungen sind entscheidend. Denn schließlich möchten gerade Studenten, die auf ihr Geld achten, sich im Schadenfall darauf verlassen können, dass die Versicherung auch wirklich leistet. Dann lieber intelligent sparen, indem man das Fahrzeug in den qualitätsgeprüften Werkstätten der Versicherung reparieren lässt – und dabei gleichzeitig noch Zusatzleistungen wie ein kostenloses Ersatzfahrzeug für die Dauer der Reparatur bekommt. Dafür gewähren einige Versicherungen nämlich bis zu 15 Prozent Nachlass auf den Kaskobeitrag.

Kfz-Apothekertarife?

Spezielle Angebote für Apotheker gibt es im Markt nicht. Die Tarifierung erfolgt nach allgemein gängigen Merkmalen bezogen auf das Fahrzeug und den Ort der Zulassung sowie persönlichen Kriterien, vor allem schadenfreie Jahre, Alter oder die jährliche Fahrleistung. Speziell diese persönlichen Angaben muss man natürlich wahrheitsgemäß machen, um den Versicherungsschutz nicht zu gefährden.

Versicherungen für „Hab und Gut": Hausrat, Laptop und Fahrrad

Die Hausratversicherung sichert den gesamten Hausstand (alle Ge- und Verbrauchsgegenstände), wenn dieser durch Feuer, Einbruchdiebstahl, Vandalismus nach Einbruchdiebstahl, Leitungswasser, Sturm und Hagel beschädigt oder zerstört wird oder abhanden kommt. Viele Studenten werden nach dieser Definition nun vielleicht müde lächeln und abwinkend sagen: „Das lohnt sich doch bei meiner Bude nicht" oder „Ich wohne in einer WG, da funktioniert das nicht". Das ist natürlich eine Abwägungsfrage. Doch es sind auch Computer, Handys und selbst Fahrräder über die Hausratversicherung geschützt. Und hier merkt mancher Student doch auf, denn das Diebstahlrisiko bei Drahteseln ist bekanntlich besonders hoch.

Fahrradversicherung

In Deutschland werden jedes Jahr rund 500.000 Fahrräder als gestohlen gemeldet. Die Bundesregierung spricht in ihrem Fahrradverkehrsbericht von einem jährlichen Schaden von 150 Millionen Euro. Die Aufklärungsquote liegt unter 10 Prozent. Daher ist die Nachfrage nach Versicherungsschutz verständlich. Generell zählen Fahrräder als Hausrat und sind somit über die Hausratversicherung unter anderem gegen Einbruchdiebstahl mitversichert. Die meisten Versicherungen ersetzen den Schaden allerdings nur, wenn sich der Diebstahl zwischen 6 Uhr und 22 Uhr ereignet hat oder das Fahrrad in Gebrauch war – also noch benutzt werden sollte, etwa um aus der Kneipe nach Hause zu radeln. Einige wenige Anbieter, wie zum Beispiel AXA, ersetzen den Verlust aber unabhängig davon, zu welcher Tageszeit das Rad geklaut wurde. Abgeschlossen werden muss es aber natürlich immer.

Laptop, Aquarium und Wasserbett

Die Versicherung eines stationären Computers im Rahmen der Hausratversicherung ist unproblematisch. Gegen einen Mehrbeitrag sind oft sogar Überspannungsschäden mitversichert, die dem PC schnell zusetzen können. Aber auch Laptops können versichert werden, je nach Vertrag sogar gegen einfachen Diebstahl. Beaufsichtigen muss man das Gerät allerdings immer. Wer also in der Bibliothek arbeitet und gerade mal ein Buch aus einem Regal holen möchte, bittet lieber einen vertrauenswürdigen Kommilitonen, das Gerät kurz zu beaufsichtigen.

Ein Hinweis für alle stolzen Zierfischbesitzer: Was haben Wasserbetten und Aquarien gemeinsam? Beide sind entspannend – und beide können hohe Wasserschäden verursachen. Dem finanziellen Schaden kann man im Rahmen der Hausratversicherung vorbeugen!

UNSER TIPP

Berechnungshilfe

Eine praktische Berechnungshilfe zur Ermittlung der individuellen Hausratversicherungssumme gibt es unter:

- www.medi-learn.de/AP045

Zum Schluss noch zwei Tipps. Erstens: Wenn die Eltern eine Hausratversicherung besitzen, dann gilt diese in der Regel auch, wenn sich Sohn oder Tochter zum Studium an einem anderen Ort aufhalten. Allerdings nur für Hausratgegenstände, die für diesen Zweck aus der versicherten elterlichen Wohnung entnommen werden (Außenversicherung). Die Entschädigung für die Außenversicherung ist meist auf 10 Prozent der Hausratversicherungssumme, höchstens jedoch 12.000 Euro, begrenzt. Diese Grenze kann allerdings nach Absprache mit dem Versicherer auch angehoben werden. Und zweitens: Den Vermieter fragen, ob die Bude nebst Inhalt vielleicht in seiner Hausratversicherung mitversichert ist – bei „Untervermietung" ist das durchaus üblich.

Versicherungsschutz auf Auslandsreisen

In den Semesterferien gehören Reisen ins Ausland zum studentischen Alltag (sei es als normaler Urlaub oder z. B. beim Entschluss, eine Famulatur zu machen). An Versicherungen wird dabei selten gedacht, höchstens noch an die Krankenversicherung. Das hat sich nämlich schon herum gesprochen: Der Abschluss einer Auslandsreisekrankenversicherung ist unerlässlich. Denn Krankheitskosten, die im Ausland entstehen, werden in der studentischen bzw. gesetzlichen Krankenversicherung nicht immer bzw. nur zum Teil übernommen. Und ebenso wichtig: die Absicherung bei Haftpflichtfällen.

Unbedingt empfehlenswert: Auslandskranken- und Haftpflichtversicherung
Krankenversicherung

Jeder Student besitzt eine eigene Krankenversicherung. Diese gilt jedoch, wenn sie über eine gesetzliche Krankenkasse besteht, nur für Deutschland. Auch die Sozialversicherungsabkommen, die von der Bundesrepublik mit einigen EU- und EWR-Staaten getroffen wurden, sichern dem Studenten nicht zwingend die Übernahme aller entstandenen Kosten zu. Viele Ärzte stellen zum Beispiel Leistungen in Rechnung, die von der deutschen Kasse später nicht oder nur teilweise übernommen werden. Mit vielen Ländern, die von Pharmaziestudenten für Urlaubsreisen oder eine Famulatur ausgewählt werden, fehlen aber auch diese Sozialversicherungsabkommen. Das bedeutet im Klartext, dass das Kostenrisiko allein beim Studenten liegt!

Achtung: Versicherungsschutz, d. h. Kostenerstattung gibt es nur für ärztliche Behandlung bei akuten Erkrankungen, Unfällen und stationärer Behandlung sowie schmerzstillender Zahnbehandlung. Keine Leistungspflicht besteht für Krankheiten, zu deren Behandlung die Auslandsreise erfolgt sowie für Behandlungen, bei denen bei Reiseantritt feststeht, dass sie bei planmäßiger Durchführung der Reise stattfinden.

Unbedingt auf angemessene Regelungen für den Fall eines Rücktransportes aus medizinischen Gründen achten. Denn hier gibt es große Unterschiede, insbesondere bei der Höhe der Kosten, die das Unternehmen übernimmt. Und bei einem Rücktransport mit einem Ambulanzflugzeug kommen schnell 100.000 EUR zusammen!

Als Pharmazeut im Praktikum (PhiP) ist man ein ganz normaler Arbeitnehmer und daher automatisch über die gesetzliche Krankenversicherung krankenversichert.

Haftpflichtversicherung

Der Reiz einer Famulatur im Ausland liegt vielfach darin begründet, dass man im Gastland entweder hohe medizinisch-wissenschaftliche Standards kennen lernen kann, wie zum Beispiel in den USA, oder dass man in hohem Maße praktische Erfahrungen in der Arbeit mit niedrigen Standards und Mangel an Fachkräften erlebt. Letzteres ergibt sich häufig, wenn man sich für ein Dritte-Welt-Land entscheidet.

Wie auch immer: Wer im Ausland seine Famulatur macht oder als PhiP tätig ist, muss sich im Klaren darüber sein, dass er für sein Handeln im Zweifel auch zur Rechenschaft gezogen werden kann. Für diesen Fall ist es wichtig, eine adäquate Haftpflichtversicherung im Rücken zu haben, die im schlimmsten Fall entweder zahlt oder die Ansprüche der Kläger nach Prüfung abweist. Eine wichtige Frage dabei ist, wie hoch die Deckungssummen der Haftpflichtversicherung sein sollten. In der Regel dürften 3 Mio. Euro für Personenschäden ausreichend sein. Wenn jedoch, z. B. in den USA oder Kanada, eine höhere Deckungssumme verlangt werden sollte, so ist hierüber mit dem Versicherer eine entsprechende Vereinbarung zu treffen. In jedem Fall sollte die Privathaftpflicht eingeschlossen sein und eine englische sowie französische Versicherungsbestätigung zur Verfügung stehen, die dann im Vorfeld bei der Bewerbung um die Auslandsstelle eingesetzt werden kann.

Um dem Famulanten wie auch dem PhiP mit ihrem unterschiedlichen Status hinsichtlich der Versicherungssituation ausreichend Sicherheit zu bieten, ist das „Famulaturpaket Auslandsaufenthalt" entwickelt worden, ein Produktpaket, das ebenfalls vom Bundesverband der Pharmaziestudierenden in Deutschland e.V. empfohlen wird. Das Paket kann individuell geschnürt werden. Es beinhaltet die Berufs- und Privathaftpflichtversicherung sowie Krankenversicherung und Unfallversicherung. Wer also nur die Krankenversicherung benötigt, kann diese ausschließlich wählen. Ebenso natürlich die Haftpflichtversicherung. Was benötigt wird, sollte im Vorfeld bei dem Institut, der Firma oder der Apotheke, also dem Arbeitgeber geprüft werden. Die Beiträge für das „Famulaturpaket Auslandsaufenthalt" orientieren sich an der Dauer des Auslandsaufenthalts wie auch dem gewünschten Risikoschutz.

Krankenversicherung: Pflicht und Kür

Im Regelfall sind Studenten Pflichtmitglieder in der gesetzlichen Krankenversicherung. Eine Befreiung ist nur bei Aufnahme des Studiums oder bei
Wegfall der Familienversicherung möglich oder nach Ablauf des 14. Fachsemesters bzw. zum Ende des Semesters, in dem das 30. Lebensjahr vollendet wird. Der Befreiungsantrag ist innerhalb von drei Monaten nach Eintritt
der Versicherungspflicht zu stellen. Sie gilt nur für die Dauer des Studiums.
Die Befreiung wird rückwirkend zu dem Zeitpunkt ausgesprochen, zu dem
die Versicherungspflicht eingetreten ist, sofern noch keine Leistungen der
gesetzlichen Krankenversicherung in Anspruch genommen wurden. Der
Befreiungsantrag ist bei der gesetzlichen Krankenkasse zu stellen, bei der
zuletzt eine Mitgliedschaft bestanden hat.

Studentenjob

Immer versicherungsfrei bleiben Studenten, die eine Beschäftigung ausschließlich während der Semesterferien ausüben. Dabei kommt es weder
auf die Höhe des Arbeitsentgelts noch auf die Dauer der Beschäftigung oder
die Zahl der wöchentlichen Arbeitsstunden an. In der Regel sind Beschäfti-
gungen des Studenten während des Semesters unabhängig von der Höhe des
Arbeitsentgelts ebenfalls nicht versicherungspflichtig, wenn die wöchentliche
Arbeitszeit nicht mehr als 20 Stunden beträgt. Arbeitet der Student während
des Semesters mehr als 20 Stunden pro Woche, so ist er dann versicherungsfrei, wenn die Beschäftigung vorwiegend in den Abend- oder Nachtstunden
oder am Wochenende ausgeübt wird und die Arbeitskraft des Studenten
überwiegend durch das Studium in Anspruch genommen wird.

Lohnt sich eine private Zusatzversicherung?

Die meisten Studenten sind wie geschildert gesetzlich krankenversichert.
Wer bessere Leistungen und/oder mehr Komfort wünscht, der kann seinen Versicherungsschutz durch private Zusatzversicherungen ergänzen.
Da gibt es zunächst die unterschiedlichsten Angebote für die stationäre Behandlung, z. B. die Unterbringung im Ein- oder Zweibettzimmer mit privat-
ärztlicher Behandlung sowie die Ergänzungstarife zur ambulanten Heilbe-
handlung. Wesensmerkmal dieser Angebote ist jeweils, dass die Kosten
übernommen werden, für die die gesetzliche Krankenversicherung nicht
oder nur anteilig aufkommt. Art und Umfang des gewünschten Versicherungsschutzes kann man individuell nach Bedarf und Geldbeutel zusammenstellen. Immer jedoch sind bei Antragstellung Gesundheitsfragen zu
beantworten, von deren Prüfung der Versicherer letztendlich den zu zah-

lenden Beitrag abhängig macht. Denn anders als die gesetzlichen Kassen, die jeden ohne Unterschied von Alter und Gesundheitszustand versichern (Solidarprinzip), ermitteln die privaten Krankenversicherungen für ihre Kunden einen individuellen Beitrag. Dieser ist abhängig von:

– Eintrittsalter: je jünger, desto günstiger der Beitrag
– Gesundheitszustand: Vorerkrankungen können zu einem Angebot mit Beitragszuschlägen, vielleicht sogar Leistungseinschränkungen (sog. Erschwernisangebot) oder zu einer Ablehnung des Antrages führen.

Erschwernisangebote genau prüfen

Kommt es tatsächlich – was bei jungen Versicherten selten der Fall ist – zu einer Annahme mit erhöhtem Beitrag oder Leistungseinschränkung, sollte man gut überlegen, ein solches „Erschwernisangebot" auf Grund der Risikoprüfung abzulehnen.

Denn lehnt man ab, kommt der Versicherungsvertrag nicht zustande. Möglicher Nachteil neben dem fehlenden Versicherungsschutz: Bei einer Antragstellung zu einem späteren Zeitpunkt z. B. als Apotheker ist anzugeben, dass bereits einmal ein Antrag abgelehnt wurde oder nicht zustande gekommen ist. Außerdem kann sich die Erkrankung bis dahin verschlimmert haben. Da jedoch Apotheker zu einer Berufsgruppe gehören, die auf Grund ihres Einkommens die Möglichkeit haben, sich privat krankenzuversichern, ist grundsätzlich anzuraten, möglichst frühzeitig (solange man fit und gesund ist) in die private Krankenversicherung einzusteigen. Gibt es ein Erschwernisangebot, sollte man mit dem Versicherer in Verhandlungen treten, ob z. B. zusätzliche Untersuchungen möglich sind, die die Schwere der Erkrankung abklären könnten, und/oder ob eine erneute Überprüfung des Beitragszuschlags zu einem späteren Zeitpunkt möglich ist.

Sinnvoll: Option auf spätere Voll- oder Zusatzversicherung

Wer sich eine private Absicherung während des Studiums nicht leisten kann oder will, der kann für einen überschaubaren Monatsbeitrag eine Option auf eine spätere private Krankenzusatz- oder Krankenvollversicherung abschließen. Diese Option kann dann später (zu bestimmten Zeitpunkten) ohne erneute Gesundheitsprüfung ausgeübt werden. Zwischenzeitlich aufgetretene Erkrankungen oder eine generelle Verschlechterung des Gesundheitszustands bleiben dann unberücksichtigt.

Viel Glück mit den Versicherungen wünscht
Karl-Heinz Silbernagel (Deutsche Ärzteversicherung)

Weitere Informationen zu unserem Partner Deutsche Ärzteversicherung findest du unter: www.medi-learn.de/AP046

ZUSAMMENFASSUNG

Auf Nummer sicher gehen

Absolutes Muss: Haftpflichtversicherung

Eine Berufs- und Privathaftpflichtversicherung kommt z. B. für aus Unachtsamkeit oder Fahrlässigkeit im Berufs- oder Privatleben verursachte Schäden an Personen, Sachen oder Vermögen auf.

Hausrat und Fahrrad, Laptop, Aquarium und Wasserbett

Eine Hausratversicherung schützt den Hausstand vor Schäden z. B. durch Feuer oder Einbruch. Auch PCs und Fahrräder sind – allerdings unter z. T. besonderen Bedingungen – mitversichert. Die Aufnahme einer gesonderten Fahrrad-Klausel in die Hausratversicherung oder der Abschluss einer separaten Fahrrad-Versicherung kann daher sinnvoll sein. Auch für Laptop, Aquarium und Wasserbett gibt es den Versicherungsschutz.

Versicherung bei Auslandsaufenthalt: Krankheit und Haftpflicht

Der Abschluss einer Auslandsreisekrankenversicherung ist unbedingt empfehlenswert, um das Kostenrisiko im Falle einer medizinischen Behandlung außerhalb Deutschlands zu minimieren. Der Abschluss einer Haftpflichtversicherung ist ebenfalls ein absolutes Muss im Rahmen eines Auslandsaufenthalts.

Pflicht und Kür bei der Krankenversicherung

Studenten sind Pflichtmitglieder in der gesetzlichen Krankenversicherung (bis zum 25. Lebensjahr mitversichert über die Familienversicherung). Sie können sich u. U. befreien lassen und in die private Krankenversicherung wechseln. Spätestens nach Ablauf des 14. Fachsemesters bzw. zum Ende des Semesters, in dem das 30. Lebensjahr vollendet wird, endet die studentische Krankenversicherung. Sie kann dann wahlweise durch eine private oder freiwillige gesetzliche Krankenversicherung fortgeführt werden.

Über den Tellerrand schauen

Bundesverband der Pharmaziestudierenden in Deutschland (BPhD)

Mitmischen statt nur mörsern

Der Bundesverband der Pharmaziestudierenden in Deutschland e.V. (BPhD e.V.) stellt die offizielle Vertretung aller Pharmaziestudierenden in Deutschland sowie euren ständigen Begleiter vor, während und nach dem Studium dar. Das Pharmaziestudium ist die beste Kombination, wenn es darum geht die Naturwissenschaften und gesundheitsbezogene Inhalte zu kombinieren. Dadurch gibt es unzählige Überschneidungen und Berührungspunkte mit vielen anderen Fachgebieten, was das Potenzial für interprofessionelle Projekte riesig werden lässt.

Schön, dass du dich für solch ein Studium interessierst, denn es bietet dir die Möglichkeit viele verschiedene Inhalte aus den unterschiedlichsten Perspektiven zu betrachten und somit den Überblick über das große Feld der Naturwissenschaften zu bekommen. Ob dein Interesse eher beim Forschen liegt, dem Umgang mit Patienten oder sich standespolitisch zu engagieren bleibt dir überlassen, aber das Studium bietet eine gute Plattform sich auszutesten.

Warum gibt es uns?

Doch, wie bei so vielen Dingen, sollte ein solches Studium ständigem Wandel unterliegen und sich selbst hinterfragen, um die Lehre und das Lernen optimal zu gestalten. Daran arbeiten viele Menschen mit ganz unterschiedlichen Meinungen und Ideen - zum einen die Professoren, Dekane und Universitätsgremien vor Ort, aber auch die Kammern und Verbände auf Länderebene und natürlich die Bundesapothekerkammer sowie andere Bundesverbände und Gesellschaften deutschlandweit. In diesem großen Geflecht darf die Meinung von uns Studierenden nicht untergehen und daher haben wir uns als BPhD e.V. zusammengeschlossen, um auch auf politischer Ebene mitzumischen. Wir sind selbst alle Studierende der Pharmazie und wissen daher, wie das Studium abläuft und vor allem was momentan gut und was weniger gut funktioniert. Da wir es am eigenen Leib erfahren, ist unser größtes Anliegen allen Pharmaziestudierenden als Begleiter zur Seite zu stehen. Denn wir sind für die ca. 16.000 Studierenden der Pharmazie nicht nur das Sprachrohr in der Standespolitik, sondern auch Ansprechpartner, Unterstützer und Problemlöser und das bundesweit. Wir bemühen uns durch Projekte, Tagungen, Umfragen, Goodies, Kooperationen und vielem mehr das Studium so unbeschwert wie möglich zu gestalten. Nur das Lernen, das muss man dann doch noch selbst erledigen. Aber damit es zusätzlich keine Probleme gibt und ihr euch ganz darauf konzentrieren könnt, dafür arbeiten wir unermüdlich.

Woher wir kommen?

Das tun wir nun schon seit der Gründung des BPhD e.V. im Jahr 1948. Also schon wirklich sehr lange. Damals war die Zusammenkunft der Pharmaziestudierenden noch von Professoren einberufen und nannte sich Arbeitsgemeinschaft Pharmaziestudenten (Agpha). Im Laufe der Jahr entstand daraus der Fachverband Pharmazie (FVP) und nach der Wiedervereinigung schließlich der BPhD wie wir ihn heute kennen. Doch auch international hat sich in der Geschichte einiges bewegt, denn es haben sich auch unsere großen Dachverbände entwickelt. Mit der European pharmaceutical students Association und der international pharmaceutical students Federation (EPAS und IPSF) haben wir weltweit die Möglichkeit uns mit Pharmaziestudierenden aller Länder auszutauschen und Projekte auf die Beine zu stellen.

Wer gehört zu uns?

Wir als Vorstand sind letztendlich nur ein Sprachrohr und das für knapp 16.000 Studierende der Pharmazie und natürlich auch für die Pharmazeuten im Praktischen Jahr. All diese Studierenden organisieren sich lokal an den 22 Instituten in ganz Deutschland. Sie bilden dort die sogenannten Fachschaften. Eine Fachschaft ist dabei die Gesamtheit aller Studierenden eines Instituts, einer Fakultät oder eines Fachbereiches einer Hochschule. Sie sind die direkte Institution der studentischen Selbstverwaltung und bilden ein Organ der Interessensvertretung. Was bedeutet sie sitzen in all den Gremien der Universität und vertreten dort die Pharmazeuten. Außerdem sind sie der Ansprechpartner für Probleme vor Ort. Die Mitgliedschaft in einer Fachschaft erfolgt automatisch mit der Immatrikulation, also mit dem Beginn eines Pharmaziestudiums, und endet erst wieder mit der Exmatrikulation. Somit bist du sofort Teil der Fachschaft Pharmazie an deiner Universität.

Die 22 Fachschaften sind Mitglied im BPhD. Da nun jeder Studierende in seiner Fachschaft Mitglied ist, ist er so gesehen auch ein Mitglied im BPhD und bildet damit die Basis für den Verein, zusammen mit den Pharmazeuten im Praktikum (PhiP's), da sich diese noch in der Ausbildung zum Apotheker befinden. Alle zusammen treffen wir uns zweimal im Jahr, also einmal pro Semester, auf unserer Bundesverbandstagung (BVT). Sie stellt unsere Delegiertenversammlungen dar. Dort werden Anträge gestellt, Workshops abgehalten, Resolutionen verabschiedet und die Vorstandsämter gewählt. Und natürlich noch vieles mehr. Die 22 Fachschaften haben auf einer BVT Stimmrecht, bilden das sogenannte Plenum und legen somit die Meinung und die Arbeitsaufträge für den gesamten Verein fest.

Wer sind wir?

Aus dieser Basis bildet sich der Vorstand des BPhD. Er dient der Vernetzung aller Institute und koordiniert die Arbeit des Vereins. Er setzt sich derzeit aus 18 Personen bzw. Ämtern zusammen. Sie werden aus und von dem Plenum gewählt und arbeiten aktiv an der Vertretung und den Projekten des Vereins. Laut Satzung und Vereinsrecht sind unsere offiziellen Vertreter der Innere Vorstand, der sich aus dem Präsidenten, Generalsekretär und Schatzmeister zusammensetzt. Dazu kommen 8 Beauftragte, die sich um ganz unterschiedliche Ressorts und Aufgaben kümmern. Zum einen wäre da der Blick über den Tellerrand mit den Auslandsbeauftragten für EPSA und IPSF, die gleichzeitig unsere Vertretung in den jeweiligen Dachverbänden darstellen. Ein anderes Ressort legt seinen Fokus auf den kompletten Ausbildungsverlauf eines Pharmazeuten. Dort kümmern sich der Beauftragte für Lehre und Studium um die 8 Semester Studium an der Universität, der Beauftrage für das Praktische Jahr und Recht um den dritten Teil der Ausbildung und schließlich der Young Pharmacist, der sich mit den frisch approbierten Pharmazeuten und deren Einstieg in das Berufsfeld beschäftigt. Weitere Beauftragte arbeiten an der Außenwirkung durch das Amt für Internet und Presse, planen unsere Veranstaltungen durch das Amt für Bildung und Tagung und halten Kontakt zu unseren Kooperationspartner durch das Amt für Public Relation.

Zusammen mit dem Vorstand arbeiten außerdem sieben Koordinatoren, welche sich spezifisch mit einem sehr gezielten Aufgabenbereich oder einem Projekt auseinandersetzen. Dazu zählen die Austauschprojekte wie Twinnet, SEP und iMP, die später noch erklärt werden, aber auch Koordinatoren für Presse-, Design-, Evaluations- und Kampagnen-Arbeit. Somit macht es die Arbeit im Vorstand möglich sich vielseitig zu engagieren und vielleicht ist ja auch für dich ein Amt dabei, welches dich interessiert.

Was machen wir?

All diese Ämter arbeiten eng mit den Fachschaften vor Ort zusammen, um verschiedene Projekte zu verwirklichen. Dazu zählen zum Beispiel die Umsetzung von diversen Gesundheits- und Präventionskampagnen, wie der Aufklärung zum Welt-Aids-Tag, Blut- und Knochenmarkspende-Aktionen oder um auf andere Krankheiten aufmerksam zu machen. In Zusammenarbeit mit Medizinstudierenden werden Teddybärenkrankenhäuser veranstaltet, die Kindern den Umgang mit Ärzten, Verletzungen, Krankheiten und durch uns auch mit Medikamenten spielerisch und anschaulich beibringen. Außerdem bietet der BPhD durch seine Kooperationspartner viele Möglichkeiten die Studierenden zu unterstützen, sei es in Form von kostenlosen Kitteln oder Fachzeitschriften oder durch die Entwicklung und Verbesserung von Lern-Tools. Natürlich zählen dazu auch der Kontakt mit den Landesprüfungsämtern bezüglich Famulatur, Praktischem Jahr oder den Staatsexamina. Die dazu passenden Ratgeber sind von uns, also von Studenten für Studenten, geschrieben und dienen als gute Wegbegleiter von der Immatrikulation bis hin zur Approbation.

Viele Studierende haben auch die Möglichkeit sich neben den Vorstandsämtern aktiv im BPhD zu engagieren und ihre Meinung zu vertreten. Zum einen durch die Umfragen und Evaluationen, die wir generieren. Diese geben ein gutes Feedback, wie zufrieden die Studierenden mit dem Studium sind und wo es Probleme gibt. Außerdem liefern sie interessante Daten über die Entwicklung beispielsweise der Kosten, die während eines Studiums aufkommen. Zum andere gibt es Arbeitsgruppen, in der sich deutschlandweit Studierende mit einem Arbeitsauftrag beschäftigen.

Die AG Zukunft ist beschäftigt sich mit einer Überarbeitung des Pharmaziestudiums anhand der Approbationsordnung. Dort wird viel über die Möglichkeiten diskutiert, wie so ein Studium generell ablaufen könnte und welche für uns optimal wäre. Außerdem werden die jetzigen Inhalte auf den Prüfstand gestellt und geschaut, was vielleicht überflüssig ist und was sinnvoller in der Lehre wäre. Dies ist ein unglaublich komplexes Thema, doch viele Studierende sind daran interessiert unser Studium zu verbessern, damit wir letztlich bestmöglich auf den Berufsalltag vorbereitet und ausgebildet sind.

Die Ergebnisse, die unsere Arbeitsgruppen und restliche Vereinsarbeit erzielen, vertreten wir dann auf standespolitischer Ebene und probieren die fertigen Apotheker von unseren Ideen zu überzeugen und unseren Problemen Gehör zu schenken. Dazu sitzen wir aktiv in den Gremien der Bundesapothekenkammer, wie deren Arbeitsgruppen und bringen so die studentische

Meinung mit ein. Dadurch beeinflussen wir maßgeblich die bundesweite Ausbildung. Auch auf Ausbildungs- und Fachmessen sind wir vor Ort, um Apothekern, PhiP's, Pharmaziestudierende und Studieninteressierte unsere Arbeit und das Studium allgemein näher zu bringen.

Einmal pro Semester organisieren wir auch eine Fortbildungsveranstaltung, das sogenannte Pharmaweekend. Dieses wird an einem der 22 Standorte ausgerichtet und bietet die Möglichkeit sich mit Themen und Inhalten zu beschäftigen, die im Studium zu kurz kommen, darüber hinaus gehen oder interprofessionelle Aspekte näher beleuchten. Dazu gibt es dann neben einem schönem Rahmenprogramm, bei dem man sich gut austauschen kann, viele Vorträge und Workshop, um sich intensiv mit einer Thematik zu beschäftigen.

Wie kommst du weg?

Natürlich findest du es an deiner Fakultät am schönsten und würdest am liebsten gar nicht weg wollen, aber dennoch gibt es viele verschiedene Wege sich international zu engagieren und tolle Erfahrungen im Ausland zu machen. Darum sind vor allem unsere sogenannten Dachverbände IPSF und EPSA bemüht. Sie wahren unsere Interessen gegenüber anderen internationalen Organisationen und geben uns eine Stimme. Da jeder Pharmaziestudierende Mitglied im BPhD ist, ist er auch automatisch Mitglied von IPSF und EPSA und kann an deren Projekten und Kongressen teilnehmen.

IPSF – Die international pharmaceutical students' federation ist eine der ältesten, ehrenamtlichen Studierendenvertretungen überhaupt und setzt sich seit 1949 den Leitgedanken die weltweite Kompetenz und Ausbildung der Pharmaziestudierenden zu fördern, auszubauen, zu verbessern zum Ziel. 350.000 Mitglieder aus 70 Staaten arbeiten, ähnlich aufgebaut wie der BPhD, daran politisch und präventiv weltweit ein Zeichen zusetzen für das Verantwortungsbewusstsein der zukünftigen pharmazeutischen Generation. Die Arbeit an Gesundheitskampagnen, Positionspapieren und die Teilnahme an politischen Treffen zu Gesundheitsthemen wird dabei über den ständigen Sitz in Den Haag (Niederlande) koordiniert.

EPSA – Die european pharmaceutical students association ging 1978 aus IPSF und ist in Europa sehr aktiv. Seine 38 Mitgliedsverbände umfassen 160.000 Studierende, die daran arbeiten die Vernetzung der europäischen Pharmaziestudierenden zu verbessern, einen ständigen Informationsfluss zwischen den Verbänden zu gewährleisten und eine gemeinsame Meinung zu Themen zu finden, die uns als Pharmaziestudierende in ganz Europa betreffen und diese nach außen zu tragen. Zum Beispiel ob das Impfen durch Apotheker von uns Studierenden befürwortete wird oder ähnliches. EPSA arbeitet von seinem permanenten Sitz in Brüssel aus und stehen über Liaison Secretarys mit den Verbänden der einzelnen Länder in Kontakt.

Diese beiden Verbände bieten unzählige Möglichkeiten sich standespolitisch für Pharmazeuten einzusetzen und einen Blick über den Tellerrand. Doch auch auf sozialer Ebene ist es allemal wert einen ihrer Kongresse (Die Generalversammlungen - General Assembly's) zu besuchen, da der Austausch mit anderen Pharmaziestudierenden eine unglaubliche Erfahrung darstellt.

Außerdem bieten IPSF und EPSA auch viele Austauschprogramme an, um es Studierenden fernab von Erasmus einen Aufenthalt im Ausland zu ermöglichen. Dazu gehören das Twin-Net, das iMP (beide von EPSA) und das SEP von IPSF – ja wir Pharmazeuten lieben Abkürzungen, wie ihr vielleicht schon gemerkt habt.

Das Twin-Net ist ein weltweites Netzwerk und funktioniert ähnlich wie ein Schüleraustausch. Eine Gruppe von Studierenden kommt für zwei bis drei Wochen in eine andere Stadt und kriegt dort ein kleines Rahmenprogramm der Pharmaziestudierenden vor Ort geboten. Dadurch lernt man fern ab der Uni einiges über die Kultur anderer angehenden Pharmazeuten.

Das SEP, also Students exchange programm, von IPSF ist ebenfalls eine Möglichkeit das ganze Spektrum der Pharmazie auf der ganzen Welt kennen zu lernen. Dabei werden 1-3 monatige Praktika in Industrie, in Krankenhäusern, öffentlichen Apotheken, Gesundheitsorganisationen und vielen weiteren vermittelt. Das iMP von EPSA dient ebenfalls zur Vermittlung von Praktika. Das international Mobility Project schreibt Praktika von drei bis zwölf Monaten aus und bietet damit den längsten Zeitraum an. Dies hat den Vorteil neben dem Leben in einem anderen Land schon einiges an Berufserfahrung und das auf internationaler Ebene zu sammeln. Vor allem im späteren Abschnitt des Studiums und dem Praktischen Jahr kann das eine sehr interessante Möglichkeit darstellen.

Warum solltest du uns besuchen kommen?

Das Pharmaziestudium ist ein fachlich sehr aufwendiges aber gleichermaßen unglaublich interessantes Studium. Und in der einen oder anderen Klausur- oder Examensphase kann man auch schon mal etwas durchhängen. Damit du besser mit so etwas umgehen kannst oder es gar nicht erst so weit kommt, können wir dir als deine Pharma-Family helfen. Deine Kommilitonen, deine Fachschaft, wir als Bundesverband und Pharmaziestudierende weltweit sind an deiner Seite und helfen dein Studium zu einer unvergesslicher Zeit mit einer Menge toller Erfahrung zu machen. Daher besuche uns und unsere Dachverbände auf unseren Webseiten, Frage uns wenn du Probleme hast gerne per Mail und besuche uns auf unserer BVT oder dem Pharmaweekend, denn ob im Labor oder in der Bibliothek das Pharmaziestudium macht zusammen einfach umso mehr Spaß!

Kontakt:
Bundesverband der Pharmaziestudierenden
in Deutschland e. V.
Deutsches Apothekerhaus
Postfach 080463, 10004 Berlin
E-Mail: Info@BPhD.de
Internet www.bphd.de

EPSA – European Pharmaceutical Students Association

Als gemeinnützige Nichtregierungsorganisation ist die EPSA die europäische Interessensvertretung der Pharmaziestudierenden. Sie vertritt über 160.000 Pharmaziestudierende in 33 Ländern. Über die Mitgliedschaft des BPhD in der EPSA ist auch jeder Pharmaziestudierende automatisches Mitglied und kann an den zahlreichen Veranstaltungen teilnehmen. Die Organisation hat sich zum Ziel gesetzt, Ideen und Meinungen europäischer Pharmaziestudierender zusammenzutragen, zu entwickeln und zu vergleichen.

Hier sind die wichtigsten Punkte, für die sich die EPSA stark macht:
– Kontaktpflege und Informationsaustausch zwischen den Studierenden und deren Organisationen in Europa
– Mobilitätserhöhung der Pharmaziestudierenden für akademische, praktische und forschende Arbeit im Ausland
– Entwicklung von Meinungsbildern über die pharmazeutische Ausbildung und das Berufsfeld des Pharmazeuten
– Organisation von Veranstaltung und Tätigkeiten, die zur Entwicklung der Profile der Studierenden und deren pharmazeutischer Ausbildung beitragen

IPSF – International Pharmaceutical Students Federation

Wie die EPSA ist auch die ISPA eine gemeinnützige Nichtregierungsorganisation, die sich weltweit für die Interessen der angehenden Pharmazeuten stark macht. Als internationaler Verband der Pharmaziestudierenden zählt er zurzeit über 350.000 Mitglieder in 70 Staaten. Als deutscher Pharmaziestudent bist du automatisch Mitglied und kannst an den Kongressen dieser Organisation teilnehmen. Das für dich vielleicht interessanteste Projekt der IPSA ist das Student Exchange Program (SEP), mit dem man im Studium die Möglichkeit hat, die Pharmazie in anderen Länder kennenzulernen. Der richtige Ansprechpartner dafür ist der Student Exchange Officer (SEO) des BPhD. Er hilft bei der Suche nach Praktikumsplätzen in Apotheken, Universitäten und Industrie. Nicht nur während des Studiums gibt es Verbände und Organisationen, die dich unterstützen oder dir den Blick über den Tellerrand ermöglichen. Auch als fertiger Pharmazeut gibt es zahlreiche Verbände oder Kammern, die sich für die Interessen deines Berufstandes einsetzen und wo es hilfreich sein kann, Mitglied zu werden. Im Folgenden stellen wir dir die wichtigsten Verbände und Institutionen vor.

> **SURFTIPP**
>
> Austausch
>
> Informationen zum Ablauf eines Austausches und zur Bewerbung finden sich auf
> - www.medi-learn.de/AP039
> - www.medi-learn.de/AP040

ABDA – Bundesvereinigung Deutscher Apothekerverbände

Die ABDA (ursprünglich Arbeitsgemeinschaft der Berufsvertretungen Deutscher Apotheker) ist die Spitzenorganisation der deutschen Apotheker mit Sitz in Berlin. Mitglieder sind alle 17 Landesapothekerkammern und Landesapothekerverbände. Zu den wichtigsten Aufgaben gehören die Wahrung und Förderung der gemeinsamen Interessen des Heilberufs. Dazu zählt vor allem die politische Vertretung der berufstätigen Apotheker auf nationaler und internationaler Ebene. Die ABDA fördert einen intensiven Meinungsaustausch zwischen ihren 34 Mitgliedorganisationen. Sie informiert über alle relevanten Themen und Vorgänge im Apotheken-, Arzneimittel- und Gesundheitswesen. Schließlich ist die ABDA auch mit der Vorbereitung und Durchführung des jährlich stattfindenden Deutschen Apothekertages betraut.

Kontakt:

ABDA – Bundesvereinigung Deutscher Apothekerverbände

Jägerstraße 49/50

10117 Berlin

Tel. 030/40004-0

Fax 030/40004-598

Internet www.abda.de

Bundesapothekerkammer – berufspolitische Interessensvertretung

Die Landesapothekerkammern sind in der Bundesapothekerkammer zusammengeschlossen. Da jeder Apotheker Pflichtmitglied in der Landesapothekerkammer ist, ist er automatisch auch Mitglied der Bundesapothekerkammer. Die Apothekerkammern sind als Körperschaften des öffentlichen Rechts für die Wahrung der beruflichen Belange der Apothekerschaft verantwortlich. Ihre Zuständigkeit umfasst ferner die Aus-, Fort-, Weiterbildung der Apotheker, das Berufsrecht und Fragen zur Arzneimittelsicherheit. Weitere Aufgaben:

- Entwicklung von Satzungen (Berufsordnung, Satzung der Apothekerkammer)
- Abnahme von Prüfungen (z. B. Drittes Staatsexamen)
- Überwachung der Berufsausbildung der Apotheker
- Fortbildungsförderung der Apotheker
- Förderung von Qualitätssicherungsmaßnahmen
- Herausgabe eines offiziellen Mitteilungsorgans (Apothekerkammer-Nachrichten)
- Organisation der PKA-Ausbildung
- Vertretung der Berufsinteressen der Apotheker
- Organisation und Durchführung der berufsbegleitenden Veranstaltungen
- Führen der Apothekerstatistik
- Vermittlung von Streitigkeiten zwischen Apothekern oder Arzt und Apotheker

ADEXA

ADEXA ist die Gewerkschaft für alle Berufsgruppen in der Apotheke, also auch für Auszubildende, Praktikanten, Schüler und Studierende. Als einzige Tarifvertretung der Arbeitnehmer verhandelt sie die Gehälter und Rahmenbedingungen der Arbeitsverhältnisse mit den Arbeitgeberorganisationen. Mitglied bei ADEXA können alle Angestellten in öffentlichen Apotheken werden. Die Mitgliedschaft für Pharmaziestudierende ist sogar kostenlos.

136

Als ADEXA-Mitglied profitierst du von einigen Vorteilen: Anspruch auf Leistungen der Gehalts- und Rahmentarifverträge

– Beruflicher Rechtsschutz
– Aktive Berufspolitik
– Umfassende Information mit Wissenswertem rund um die Apotheke in den Fachmedien, Internet und Mitgliederzeitschriften

Kontakt:
ADEXA Die Apothekengewerkschaft
Hudtwalckerstraße 10, 22299 Hamburg
Tel. 0 40 / 36 38 29
E-Mail info@adexa-online.de
Internet www.adexa-online.de

Deutscher Apothekerverband e. V. (DAV)

Der DAV ist die Interessensvertretung der Apothekenleiter. Er stellt einen starken Wirtschaftsverband dar, der primär die kaufmännische Seite des Apothekerverbands stärkt. Hauptaufgabe der Apothekerverbände ist die Verhandlung und der Abschluss von Arzneilieferungsverträgen, die die Grundlage der öffentlichen Apotheke zur Versorgung der Bevölkerung mit Arzneimittel konkretisieren.

Deutsche Pharmazeutische Gesellschaft e. V. (DPhG)

Die DPhG ist eine Gesellschaft mit dem Ziel, die wissenschaftlichen Interessen der deutschen Pharmazie zu stärken und internationale wissenschaftliche Kontakte zu fördern. Der eingetragene Verein umfasst verschiedene Einrichtungen wie Landes-/Fachgruppen und Arbeitsgemeinschaften. Zu seinen Aufgaben gehören insbesondere:

– Förderung der Wissenschaft auf allen Gebieten der Pharmazie
– Förderung der Kooperation aller pharmazeutischer Fachdisziplinen innerhalb und außerhalb der DPhG
– Förderung der experimentellen pharmazeutischen Forschung
– Förderung einer wissenschaftlich orientierten Fortbildung auf allen pharmazeutisch relevanten Gebieten
– Information über wesentliche zukunftsorientierte Neuentwicklungen
– Stellungnahme zu aktuellen Problemen von öffentlichem Interesse aus pharmazeutisch-wissenschaftlicher Sicht
– Vertretung der wissenschaftlichen Pharmazie gegenüber der Legislative und ihren Ausführungsorganen

- Beratung von Behörden in Fragen der pharmazeutischen Ausbildung und bei Fragen der Arzneimittel
- Pflege von Kontakten mit anderen nationalen und internationalen wissenschaftlichen Fachgesellschaften der Pharmazie und relevanter Disziplinen
- Publikation der Mitgliederzeitschrift „Pharmakon" (bis 12/2012 der „Pharmazie in unserer Zeit") und der Zeitschrift „Archiv der Pharmazie: International Journal of Pharmaceutical and Medicinal Chemistry"

Kontakt:

Deutsche Pharmazeutische Gesellschaft e. V.

Hamburger Allee 26–28, 60486 Frankfurt/Main

Tel. 069-7191596-0

Fax 069-7191596-29

E-Mail info(at)dphg.de

Internet www.dphg.de

Bundesverband der Pharmazeutischen Industrie (BPI)

Wie der Name schon sagt, widmet sich dieser Verband den Interessen der Pharma- und Biotechfirmen und ist daher für Pharmazeuten, die in der Industrie arbeiten, interessant. Rund 240 Unternehmen mit ca. 70.000 Mitarbeitern haben sich im BPI zusammengeschlossen, um auf dem Gebiet der Arzneimittelforschung, -entwicklung, -zulassung, -herstellung und -vermarktung das breite Spektrum der pharmazeutischen Industrie zu vertreten. Er beteiligt sich intensiv an der gesundheitspolitischen Reformdiskussion und setzt sich für die Sicherung der Vielfalt qualitätsorientierter Arzneimittel ein. Der BPI versteht sich nicht nur als Verband, sondern auch als Dienstleistungsorganisation. Seine Kompetenzfelder umfassen u. a. Arzneimittelsicherheit, Biotechnologie, Homöopathie, Klinische Forschung, Geschäftsentwicklung, Phytopharmaka, Recht, Selbstmedikation und Zulassung.

Kontakt:

Bundesverband der Pharmazeutischen Industrie e. V.

Friedrichstraße 148, 10117 Berlin

Tel. 030 2 79 09-0

Fax 030 2 79 09-3 61

E-Mail Info@bpi.de

Internet www.bpi.de

ZUSAMMENFASSUNG

Über den Tellerrand schauen

Der Blick über den Tellerrand
Jeder von uns wird im Laufe seines Studiums auf Hilfe angewiesen sein. Ebenso selbstverständlich ist es, anderen Kommilitonen zu helfen. Eine erste Anlaufstelle bieten die örtlichen Fachschaften. Darüber hinaus gibt es weitere Institutionen, die im und auch nach dem Studium sehr hilfreich sein können.

Bundesverband der Pharmaziestudierenden in Deutschland
Er ist die bundesweite Interessensvertretung der Pharmaziestudierenden. Alle Fachschaften sowie Pharmaziestudierenden sind automatisch Mitglied. Für Auslandsfragen oder den weltweiten Kontakt zu anderen Pharmaziestudierenden bietet der Verband Unterstützung durch die Organisationen EPSA und IPSF.

ABDA (Bundesvereinigung Deutscher Apothekerverbände)
Sie ist die Spitzenorganisation der deutschen Apotheker. Mitglieder sind alle Landesapothekerkammern. Ihr Hauptziel besteht in der Wahrung und Förderung der gemeinsamen Interessen des Heilberufs.

Bundesapothekerkammer – berufspolitische Interessensvertretung
Als Dachverband der Landesapothekerkammern ist die Bundesapothekerkammer für Aus-, Fort- und Weiterbildung der Apotheker, das Berufsrecht sowie Fragen der Arzneimittelsicherheit verantwortlich.

ADEXA
ADEXA ist die Gewerkschaft für alle Berufsgruppen in der Apotheke. Als einzige Tarifvertretung der Arbeitnehmer verhandelt sie die Gehälter und Rahmenbedingungen der Arbeitsverhältnisse.

Daneben gibt es Verbände wie den DPhG, der die wissenschaftlichen Interessen der Pharmazie fördert und den BIP, welcher das Spektrum der Pharmazeutischen Industrie vertritt.

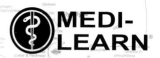

BIOCHEMIE POSTER
Dein idealer Begleiter

Die wichtigen Abläufe in anschaulicher und übersichtlicher Darstellung auf einen Blick. Deine effiziente Lernhilfe für u.a. folgende Stoffwechsel-Wege:

- Glykogenstoffwechsel
- Glykolyse
- Glukoneogenese
- Pentosephosphatweg
- Harnstoffzyklus
- ß-Oxidation der Fettsäuren

- Ketonkörperbiosynthese
- Citratzyklus
- Häm-Biosynthese
- Biosynthese von Fettsäuren
- Cholesterin-Biosynthese
- Malat-Shuttle u.v.m.

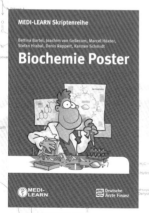

MEDI-LEARN Skriptenreihe

Bettina Bartel, Joachim van Gellecom, Marcel Höxter, Stefan Hrabal, Denis Rappert, Karsten Schmidt

Biochemie Poster

MEDI-LEARN   Deutsche Ärzte Finanz

Weitere Infos unter:
www.medi-learn.de/verl

Da war noch was

Ob Kinderwunsch, Bundeswehr oder Apothekertag: Folgende Themen könnten für dich vielleicht ebenfalls interessant sein. Dich erwartet in diesem Kapitel ein bunter Mix, der für dich als Pharmaziestudent interessant sein könnte. Viel Spaß!

Pharmaziestudium bei der Bundeswehr

„Studiere doch über die Bundeswehr, dann bekommst du das Studium bezahlt."

Im Zusammenhang mit dem Gedanken ein Studium bei der Bundeswehr aufzunehmen, hört man häufig diesen Satz. Assoziiert mit der Vorstellung an eine kleine spartanische Kammer mit Bett, Spind und einem Tisch. Die Wehrpflicht ist zwar abgeschafft, aber die Möglichkeit, sich freiwillig als Soldat auf Zeit zu verpflichten und ein Studium bei der Bundeswehr zu absolvieren, gibt es immer noch. Die Bezahlung des Studiums ist natürlich eine tolle Sache, aber sie sollte nicht der einzige Grund sein. Ein Studium bei der Bundeswehr bringt so einige Spezialitäten mit sich, die nicht für jedermann geeignet sind. Die Ausbildung zum Sanitätsoffizier, ob nun Humanmediziner, Zahnarzt oder Apotheker, findet an zivilen Universitäten statt. Der Weg besteht im Wesentlichen aus dem Pharmaziestudium und einem sich daran anschließenden Studium der Lebensmittelchemie. Dieses muss aufgrund der vorherigen pharmazeutischen Ausbildung jedoch nur in verkürzter Form absolviert werden. Sei dir bewusst, dass das ein Studium mit einer Mindeststudienzeit von 17 Semestern bedeuten würde. Im Anschluss erfolgt noch eine sogenannte postuniversitäre Ausbildung. Hier geht es überwiegend um militärische und bundeswehrspezifische Aspekte. Insgesamt verpflichtest du dich 17 Jahre bei der Bundeswehr. Eine wirklich lange Zeit! Auch wenn du damit gute Aussichten hast, schnell die Karriereleiter zu erklimmen, bedeutet es eben auch 17 Jahre den Pflichten und Entscheidungen der Bundeswehr Rechnung zu tragen. Die Entscheidung will also gut überlegt sein.

Hast du dich dafür entschieden, bewirbst du dich bei der Bundeswehr als „Sanitätsoffiziersanwärter" (das ist die offizielle Bezeichnung). Dafür musst du Deutscher im Sinne des Grundgesetzes und zwischen 17 und 26 Jahre alt sein. Für ein Studium brauchst du natürlich auch hier das Abitur. Zusätzlich solltest du die Bereitschaft mitbringen, dich für 17 Jahre verpflichten zu lassen. In diese Zeit ist das Studium eingerechnet. Vorsicht, trödeln gilt nicht: Es wird von dir erwartet, dass du das Studium in Regelzeit absolvierst. Verzögerungen verlängern die Dienstzeit. Brichst du ab, musst du die bisherigen Ausbildungskosten zurückerstatten.

Über deine Eignung und Einstellung entscheidet die Offizierbewerberprüfzentrale in Köln. Jedes Jahr wird ein mehr als zweitägiges Auswahlverfahren in Form eines Assessmentcenters durchgeführt. An verschiedenen Stationen musst du allein oder in Gruppen dein Können demonstrieren. Zudem erfolgt eine medizinische Untersuchung und du musst in einem Sporttest deine körperliche Fitness unter Beweis stellen. Nur wenn du dies alles erfolgreich bestehst, wird deine Bewerbung angenommen und du kannst dich als Soldat auf Zeit verpflichten. Je nach Bedarf gibt es pro Jahr zwischen zehn und 15 Plätze für Pharmaziestudenten.

Vor Beginn des Studiums steht die dreimonatige, allgemeinmilitärische Grundausbildung. Es ist ebenfalls möglich, dass du als Offiziersanwärter eine längere und speziellere Ausbildung erhältst. Weitere Offizierslehrgänge begleiten dich während deines gesamten Studiums in den Semesterferien. Aber keine Sorge: Wie ein normaler Arbeitnehmer hast du Anspruch auf Urlaubstage, die du in einem gewissen Rahmen frei wählen kannst. Und wie normale Arbeitnehmer beziehst du ein Gehalt. Dieses Gehalt ist gestaffelt und entspricht den Bezügen deines erreichten Dienstgrades. Der Dienstgrad, den du in der Regel mit deiner Approbation erreichst, lautet Stabsapotheker. Wenn du dein Studium abgeschlossen hast, beginnt für dich das Arbeitsleben. Als Apotheker im Sanitätsdienst der Bundeswehr arbeitest du hauptsächlich in den Apotheken der Bundeswehrkrankenhäuser und versorgst die Stationen mit Medikamenten und Sanitätsmaterial. Staatlich geprüfte Lebensmittelchemiker überwachen, untersuchen und begutachten Lebensmittel und Bedarfsgegenstände in den zentralen Instituten des Sanitätsdienstes. Als militärischer Vorgesetzter kannst du zudem für die Aus- und Weiterbildung der dir untergestellten Sanitätssoldatinnen und -soldaten verantwortlich sein. Bedenke auch, dass Sanitätsoffiziere regelmäßig mit Auslandseinsätzen rechnen müssen.

Während des Studiums bist du als Sanitätsoffizieranwärter beurlaubt und dadurch zum Beispiel nicht verpflichtet, in einer Kaserne zu wohnen. Außerdem erhältst du unentgeltliche truppenärztliche Versorgung. Sei dir bewusst, dass die Bundeswehr darüber entscheidet, wo deine Arbeitskraft benötigt wird. Zum Beispiel, ob du deine Tätigkeit in Deutschland oder im Ausland ausübst. Eine freie Wahl hast du in diesen Angelegenheiten nicht. Zudem müssen mindestens 50 % der Famulatur und des Praktischen Jahres in Einrichtungen der Bundeswehr absolviert werden.

Andererseits gibt es einige Argumente, die für ein Engagement bei der Bundeswehr sprechen: Es gibt keine NC-Hürde. Ausschlaggebend sind die Ergebnisse der Offizierbewerberprüfung. Du erhältst für die Dauer deines Studiums Ausbildungsgeld und musst dich nicht mit Nebenjobs herumplagen, sondern kannst dich ganz auf dein Studium konzentrieren. Die Karriereleiter kann zügig erklommen werden. Als Nachteile sind zu nennen, dass du einen Auslandseinsatz nicht ablehnen darfst und sich an das Pharmaziestudium noch ein Studium der Lebensmittelchemie anschließt. Wenn du ein alleinstehender Mann bist, ist ein Auslandseinsatz sogar relativ wahrscheinlich. Auch die zurzeit 17-jährige Dienstverpflichtung will bedacht sein. Selbst wenn du das Studium einrechnest, bleiben dir etwa elf Jahre, in denen du an die Bundeswehr gebunden bist. Du wärst also Mitte 30, ehe du dich woanders niederlassen kannst. Eine Entscheidung mit derart weitreichenden Konsequenzen will wohlüberlegt sein! Du solltest Vor- und Nachteile für dich ganz persönlich abwägen, um zu einer Entscheidung zu gelangen.

Kinderwunsch im Pharmaziestudium

Von morgens acht Uhr bis nachmittags in der Uni, anschließend Protokolle schreiben und irgendwann lernen für die Prüfungen. Wo bitte soll da Platz für ein Kind sein? Ein Kind während des Studiums ist eine große Herausforderung. Dennoch finden sich zunehmend häufiger (werdende) Eltern zwischen deinen Kommilitonen. Die Belastungen sind nicht zu unterschätzen. Es scheint daher einfacher, erst das Studium zu absolvieren und ein Kind danach einzuplanen.

Hilfreich kann es sein, sich bei Kommilitonen, die bereits Eltern sind, nach ihren Erfahrungen zu erkundigen. Das haben wir gemacht und die Kieler Pharmaziestudentin Anne S. interviewt. Anne studiert inzwischen im siebten Fachsemester und ist eine von wenigen Pharmaziestudierenden, die ihr Studium mit Kind begonnen hat und während des Studiums ein zweites Kind bekam. Uns hat sie einmal erzählt, wie sie das alles unter einen Hut bekommt:

Hattest du Bedenken, das Studium mit Kind aufzunehmen?
Ja, hatte ich. Mir wurde aber von zu Hause Unterstützung zugesichert, deshalb fiel die Entscheidung leichter. Zum Studienbeginn war meine Tochter erst zehn Monate alt, und so war ich auf

elterliche Hilfe angewiesen. Allerdings war mir nicht ganz bewusst, wie vollgepackt eine Semesterwoche im Pharmaziestudium ist, sodass ich des Öfteren an meine Grenzen gekommen bin. Auch dadurch bedingt, dass es einige Nächte gab, in denen meine Tochter nicht durchgeschlafen hat. Da ich zu diesem Zeitpunkt alleinerziehend war, konnte ich nicht auf die Hilfe des Vaters zurückgreifen.

Wie lassen sich Studium und Kind miteinander vereinbaren?
Ehrlich! Ein Pharmaziestudium mit Kind eigentlich nicht, schon gar nicht in Regelstudienzeit. Es ist praktisch unmöglich, keine Fehlzeiten mit Kind zu haben. Ein weiteres Problem ist, dass die Öffnungszeiten des Uni-Kindergartens kürzer sind als die angegebenen Laborzeiten. Da benötigt man Hilfe von auswärts. Natürlich kommt es auch auf das Alter des Kindes an. Als Pharmaziestudent muss man kontinuierlich jedes Wochenende lernen, da heißt es dann „das Kind wegorganisieren", an Großeltern oder Freunde. Ich habe meine Tochter während des Semesters nur sehr wenig gesehen. Vielleicht wäre ein Teilzeitstudium sinnvoll gewesen.

Wer unterstützt dich und betreut dein Kind, wenn du in der Uni bist?
Die Kinderbetreuung haben Großeltern und eine Tagesmutter übernommen. Später kam dann die Kita dazu. Ich selbst war sehr auf die Hilfe von Kommilitonen angewiesen, besonders auf deren Mitschriften aus den Vorlesungen, weil ich die oft nicht besucht habe, um in der Zeit Protokolle zu schreiben oder einfach, um den Haushalt zu schmeißen. Ohne dieses Netzwerk wäre es nicht gegangen.

Inzwischen hat sich bei dir weiterer Nachwuchs angekündigt: Was muss eine Schwangere im Studium beachten?
Schwanger sein im Studium bedeutet Zwangspause. Denn auch an familienfreundlichen Unis ist es nicht möglich, Pharmazie weiter zu studieren, da jedes Semester mindestens ein Pflichtpraktikum im Labor (Chemikalien) beinhaltet. Man kann nur Vorlesungen und Seminare besuchen. Das verlängert automatisch die Studienzeit.

Worin unterscheidet sich dein Studentenleben von denen ohne Kind?
Statt Studentenpartys stehen für mich Organisationsmanagement und eine genaue Wochenstrukturierung auf dem Plan. Es ist oft schwierig, sich in Lerngruppen zu integrieren. Als Vorteil sehe ich aber, dass mein Studium nicht zu sehr in meinen Lebensmittelpunkt rückt und ich mich oft weniger

durch Studienbelange stressen lasse als Andere. Ich kann zu 100 Prozent abschalten, wenn ich aus der Uni komme und erstmal mit meiner Tochter auf den Spielplatz gehe. Manchmal hätte ich aber gerne einfach etwas mehr Zeit für Hobbys und Freunde.

Würdest du wieder mit Kind studieren und während des Studiums schwanger werden?
Da bin ich mir nicht ganz sicher. Zum Glück bin ich nicht auf BAföG angewiesen. Ein Studium ohne Laborpflichten wäre weitaus praktischer und unkomplizierter. Mir bereiten die Anwesenheitspflichten die meisten Probleme.

Deutscher Apothekertag

Einmal im Jahr findet der Deutsche Apothekertag (DAT) statt. Parallel dazu präsentiert sich die größte Pharmazeutische Fachmesse – die Expopharm – in München. Im Vordergrund des Apothekertages steht die jährliche Hauptversammlung der Deutschen Apothekerinnen und Apotheker. Hier werden die maßgeblichen berufspolitischen Grundlagen für die Arbeit der ABDA (Bundesvereinigung Deutscher Apothekerverbände), der Bundesapothekerkammer und des Deutschen Apothekerverbandes e. V. gelegt.

Der DAT steht allen Apothekern offen, nicht nur den von Kammern und Verbänden entsandten Vertretern des Berufsstandes. Wer ein pharmazeutisch-politisches Update möchte, ist auf dem DAT genau richtig. Aktuelle Themen aus der Gesundheitspolitik stehen auf dem Programm und werden zusammen mit Vertretern aus Politik und Wirtschaft diskutiert. In verschiedenen Arbeitskreisen werden dann spezielle Themen bearbeitet. Daneben spannt das Programm einen weiten Bogen aus Rahmenveranstaltungen, Foren und Expopharmkongressen. Auf der Expoharm trifft sich, wie sonst nirgends auf der Welt, eine so große Zahl von Entscheidern aus allen Bereichen der Branche an einem Ort, da kannst du also mal so richtig in die „Pharmawelt" eintauchen. Hier präsentieren die wichtigsten Hersteller ihre neuesten Innovationen, die führenden Softwarehäuser stellen die aktuelle Version ihrer Programme vor und hochkarätige Gesundheitspolitiker und Standesvertreter sind vor Ort, um die Weichen für die Zukunft zu stellen. Die Expopharm ist quasi das Zuhause des Apotheken-

> **INFO**
>
> Deutscher Apothekertag
>
> Für Studenten gibt es beim DAT ermäßigte Eintrittskarten.

marktes. Für viele stehen aber die Begegnung unter Kollegen und der Gedankenaustausch rund um die Pharmazie im Mittelpunkt.

Interpharm

Die Interpharm ist ein weiterer Termin, der im Jahresplaner eines Apothekers und auch der Pharmaziestudierenden nicht fehlen sollte.

Sie gilt als der größte pharmazeutische Fortbildungskongress für Apotheker und PTAs in Deutschland und findet einmal jährlich an wechselnden Orten statt. Auf der Interpharm verbinden sich hochwissenschaftliche Fachkongresse mit einer begleitenden pharmazeutischen Ausstellung und verschiedensten Informationsforen der Pharmaindustrie und Apothekendienstleister. Einmal im Jahr ist die Interpharm für ein Wochenende Nabel der pharmazeutischen Fortbildungswelt. Sie bietet eine bunte Plattform für interessierte ApothekerInnen, Pharmaziestudenten, PTAs und PKAs. Auf der Ausstellung kannst du einmal mitten in die „Pharma-Welt" eintauchen. Zwischen Teemischungen und Bioaromen werden die neuesten Hightech-Innovationen für die Apotheke präsentiert und du kannst die Mitarbeiter der Stände mit Fragen bombardieren.

Wenn du dich also einmal im Jahr fachlich auf den neusten Stand bringen möchtest, dann solltest du dir die nächste Interpharm in deinen Kalender eintragen.

Die Promotion

Mit einer Promotion kann (rein theoretisch zumindest) nach Abschluss des Zweiten Staatsexamens begonnen werden. Die meisten Professoren bevorzugen jedoch Promovenden, die auch schon das Dritte Staatsexamen erfolgreich absolviert haben. Die Promotion dauert in der Regel zwischen drei und fünf Jahren und kann die Chancen auf dem Arbeitsmarkt verbessern. Eine Promotion ist nicht mal eben so erledigt. Die Dauer von mehreren Jahren macht eine wohlüberlegte Entscheidung ratsam. Es gibt ganz verschiedene Gründe für eine Promotion (auch Dissertation oder Diss genannt). In der öffentlichen Apotheke braucht man sie nicht unbedingt, anderswo ist sie eventuell hilfreich. Das gilt vor allem in der pharmazeutischen Industrie, bei Prüfinstituten oder in der Verwaltung. Ganz und gar unerlässlich ist sie, wenn du eine universitäre Laufbahn anstrebst. Für dich ist es wichtig, deine ganz persönlichen Beweggründe abzuwägen. Bevor du das aber für dich herausfindest, ist es nötig, gut informiert zu sein. In diesem Kapitel wollen wir dir alles Wichtige über die Promotion vorstellen.

Assistentenstelle oder Industriepromotion?

Am Anfang jeder Promotion stehen die Wahl der richtigen Stelle und die Bewerbung. Du begibst dich also auf die Suche nach einem Doktorvater. Wer als Doktorvater agieren darf, ist von Uni zu Uni unterschiedlich geregelt. Hochschullehrer und die meisten Professoren sowie habilitierten Privatdozenten gehören dazu. Lies in der aktuellen Promotionsordnung deiner gewünschten Fakultät nach. Du solltest dein Zweites Staatsexamen mindestens mit einem Gut (2,5) abgeschlossen haben. Doch auch eine schlechtere Note ist kein Grund, dass du dein Vorhaben gleich aufgeben musst. Letztendlich ist entscheidend, welchen persönlichen Eindruck du bei deinem Doktorvater hinterlässt. Nur wer wirklich engagiert ist und ein ausgeprägtes wissenschaftliches Interesse zeigt, wird eine Promotionsstelle finden. Es kommt selten vor, dass du selbst ein Thema vorschlägst. Meistens bewirbst du dich auf eine ausgeschriebene Stelle oder sprichst dein Thema persönlich mit einem Professor ab. Du solltest dir aber bereits im Vorfeld überlegen, in welcher pharmazeutischen Disziplin (z. B. Technologie oder Medizinische Chemie) du promovieren möchtest.

Beachte, dass es unterschiedliche Promotionsstellen gibt. Ungefähr die Hälfte aller Doktoranden in den Naturwissenschaften finanziert sich über eine Stelle an einer Universität, den sogenannten Landesstellen. Bei diesen Stellen müssen die Doktoranden einer Lehrverpflichtung nachkommen und z. B. Seminare halten oder Studentenpraktika betreuen. Die Praktikumsbetreuung bringt zwar eine angenehme Abwechslung zum Forschungsalltag, aber kostet auch Zeit. Ungefähr drei Monate pro Jahr gehen durch die Studentenbetreuung verloren. Wer sich später eine Dozententätigkeit vorstellen kann, bekommt so andererseits Erfahrungen in der Lehre.

Anders verhält es sich mit einer sogenannten Industriepromotion. Sie ist eine gute Möglichkeit, die Promotionsdauer kurz zu halten. Besonders häufig findet man diese begehrten Stellen im Bereich der Entwicklung. Die Stellen beruhen auf Forschungsprojekten von Pharmaunternehmen und sind mit einem Stipendium in Höhe von etwa 1200 Euro pro Monat verbunden. Es geht dabei keine Zeit durch den universitären Lehrauftrag verloren. Die enge Zusammenarbeit und gute Betreuung seitens der Firma bringt schnelle Promotionen hervor. Während die Doktoranden an der Universität weitgehend Entscheidungsfreiheit über ihre Forschung genießen, müssen in der Industrie die Vorgaben der Firma berücksichtigt werden. Egal, für welche Stelle du dich entscheidest, ist es ratsam, bereits während deines Praktischen Jahres Kontakte zu knüpfen. Die meisten Verträge kommen zustande, weil sich die Kandidaten bereits als Praktikanten bewährt haben. Eine Hälfte des Praktischen Jahres an der Universität oder einer entsprechenden Firma zu absolvieren, kann dein Promotionsvorhaben bereits in die richtigen Bahnen lenken.

Die richtige Einstellung

Das A und O einer Promotion sind das Interesse am Thema und eine entsprechende Motivation. Da in der Forschung nie alles nach Plan läuft, sind Geduld und Ausdauervermögen neben Ehrgeiz und Selbstständigkeit weitere wichtige Attribute. Es wird geraten, die Doktorarbeit als Hobby und nicht als Arbeit anzusehen. Bei Arbeitstagen von zehn oder mehr Stunden im Labor wird dieser Rat verständlich. Zudem ist es wichtig, sich nicht als Einzelkämpfer zu verstehen und den Austausch mit anderen „Leidensgenossen" zu suchen. Rückschläge und Frustrationsphasen gehören für jeden dazu. Da ist der Kontakt zu Kollegen wichtig, die dich in solchen Momenten wieder motivieren.

Weitere wichtige Voraussetzungen sind gute Englischkenntnisse und ein sicherer Umgang mit Literaturdatenbanken bzw. Literaturrecherche.

Letzte Hürde: Die Disputation

Nach abgeschlossener Forschungszeit und fertiggestellter Dissertation im Umfang von etwa 200 Seiten trennt dich nur noch die Disputation von deinem Dr. rer. nat (doctor rerum naturalium)-Titel. Nachdem zwei Gutachter deine Arbeit bewertet haben (Dissertation), musst du dich noch einem Prüfungskolloquium unterziehen (Disputation). Sie besteht aus einem halbstündigen Vortrag und einer anschließenden Verteidigung gegenüber Kritik und Fragen der Prüfungskommission. Ist die Promotion bestanden, erhältst du eine Promotionsurkunde, die dich zur Führung des Doktortitels berechtigt. Folgende Noten werden vergeben:

– **Summa cum laude:** „mit höchstem Lob"– sehr selten!
– **magna cum laude:** „mit großem Lob"
– **cum laude:** „mit Lob"
– **rite:** „ausreichend"
– (non probatum/nonsufficit: „ungenügend")

Die goldene Regel

Sichern, sichern, sichern. Alle paar Minuten zwischenspeichern; täglich auf USB-Stick, externer Festplatte oder online sichern. Ab und zu mal eine Kopie bei Freunden auf dem Computer speichern oder irgendwo eine CD deponieren. Du wärst wirklich nicht die erste Person, deren komplette Arbeit durch Laptop-Diebstahl, Festplatten-Absturz oder reine Schusseligkeit kurz vor der Abgabe verschwindet.

Ausblick auf die Tätigkeit als Apotheker

Berufsstart

Nichts überstürzen

So wie sich die Semester von Woche zu Woche und von Prüfung zu Prüfung ziehen, geht auch das Praktische Jahr schnell vorbei. Nun steht das Ausbildungsende plötzlich vor der Tür. Das Studenten- bzw. PhiP-Leben ist vorbei und auf einmal stehen wichtige Entscheidungen an:

Wo möchte ich leben und arbeiten? Brauche ich eine Weiterbildung? Was muss ich an Formalitäten beachten, welche Fristen einhalten? Wichtig ist, hier nichts zu überstürzen, dich aber trotzdem gut zu informieren und fundierte Entscheidungen zu treffen. Das Berufsbild ändert sich von Zeit zu Zeit durch den technischen und wissenschaftlichen Fortschritt. Informationen sind nicht immer objektiv und veralten schnell. Fast jeder Pharmazeut steht nach dem Studium erst einmal vor einem großen Fragezeichen und muss für sich klären, wie es weiter gehen soll. Also, ganz in Ruhe überlegen:

Was will ich eigentlich?

Während des Studiums hast du einfach das zu lernen, was für die Prüfungen von dir verlangt wird. Nach dem Studium ist es vor allem wichtig, was du selbst willst, denn die Auswahl ist groß. Gerade in Ballungszentren gibt es eine Vielzahl von Apotheken. Auch die pharmazeutische Industrie winkt mit verschiedenen Jobangeboten. Neben den Weiterbildungen zum Fachapotheker könntest du dich für ein Diplom oder eine Promotion entscheiden.

Exmatrikulation, Approbation, Dissertation

Zum Ende des Studiums werden auch einige Formalitäten fällig. Informiere dich z. B. beim Studentensekretariat, ob die Exmatrikulation automatisch erfolgt oder ob du dich persönlich darum kümmern musst. Wenn du erst deine Diplomarbeit beenden möchtest, musst du eventuell noch an der Uni eingeschrieben bleiben. Die Arbeit an der Diplomarbeit kann auch dabei helfen, die Übergangszeit zwischen Studium/PJ und Job sinnvoll zu überbrücken und dir dabei Gedanken über den Start ins Arbeitsleben zu machen (siehe Kapitel Weiterbildungen, Seite 156). Der nächste Schritt ist die Beantragung der Approbation nach dem Dritten Staatsexamen. Die zuständige Landesapothekerkammer wird dir alle Unterlagen zur Anmeldung aushändigen und dir bei Fragen behilflich sein. In den meisten Fällen kümmert sich die Kammer auch um die Meldung beim Versorgungswerk, welches für die Altersversorgung für kammerfähige freie Berufe zuständig ist.

Ohne Studentenstatus verlierst du einige Vergünstigungen

Spätestens mit der Exmatrikulation nach dem zweiten Staatsexamen solltest du deine Versicherungen prüfen. Nicht nur bei der gesetzlichen Krankenkasse musst du dich spätestens mit Ende des Studiums selbst versichern. Wahrscheinlich werden zum Berufsstart auch zusätzliche Versicherungen nötig sein. Auch außerhalb von Versicherungen kann sich einiges ändern: Mitgliedschaften in verschiedenen Fachgesellschaften oder anderen Institutionen sind für Studenten häufig kostenlos oder stark vergünstigt – wenn du kein Student mehr bist, kann der Beitrag sprunghaft ansteigen. Beachte eventuell die Kündigungsfristen!

Stelle gut aussuchen

Ein zentraler Punkt nach dem Dritten Staatsexamen ist die Stellensuche. Zu diesem Thema gibt es einen ganzen Berg Literatur, leider mehr allgemein als speziell für Pharmazeuten. Zwei sehr zentrale Punkte solltest du aber auf jeden Fall beim Vorstellungsgespräch klären:
- Wie sieht es allgemein mit der Mitarbeiterfluktuation aus? Wie lange waren deine Vorgänger auf der Stelle und warum sind sie gegangen?
- Frage nach der Telefonnummer des Vorgängers. Wird diese verweigert, ist dies sicherlich kein gutes Zeichen. Diesen kannst du anrufen und dich detailliert über den Arbeitsalltag informieren: Betriebsklima, Schwerpunkte der Apotheke, mögliche Verantwortungsbereiche, Fort- und Weiterbildung etc.

Bewerbungsgespräch

Das Bewerbungsgespräch selbst findet entweder tagsüber zwischen dem Apotheken- bzw. Firmenbetrieb statt oder nach Feierabend. Mit einem Anzug oder Kostüm bist du hier schon fast „overdressed". Ein gepflegtes Äußeres ist selbstverständlich, aber viel wichtiger als die Wahl der Kleidung sind die Gesprächsthemen. Überlege dir vorher, was du erwähnen und was du fragen möchtest. Erkundige dich nach Arbeitszeiten, Verantwortungsbereichen und der Probezeit. Scheue im weiteren Gesprächsverlauf nicht vor sensiblen Themen wie Gehalt, Urlaub und Kündigungsfrist zurück. Die Note hat nicht unbedingt Einfluss bei der Stellensuche. Deutlich ausschlaggebender ist das Vorstellungsgespräch. In der Apotheke bekommt eigentlich jeder eine Stelle. Natürlich ist der Andrang auf Stellen regional sehr unterschiedlich. Besonders hoch ist er in Städten, in denen Pharmazie studiert wird. Viele Pharmazeuten wollen nach dem Studium nicht sofort umziehen, haben viele Kontakte in der Stadt und wollen diese nicht gegen ländliche Regionen eintauschen. Stellen in der pharmazeutischen Industrie finden sich vor allem in größeren Städten in Mittel- und Süddeutschland.

Wenn du dich nach dem Vorstellungsgespräch immer noch wohlfühlst, solltest du vereinbaren, vor Arbeitsbeginn für einige Tage Probe zu arbeiten. Erst dann wirst du die Atmosphäre und die Stimmung im Team kennenlernen. Du solltest beim Zu- oder Absagen durchaus wählerisch sein, denn schließlich wirst du hier vermutlich für eine längere Zeit täglich arbeiten. Kommt es dazu, dass du einen Arbeitsvertrag unterschreibst, kannst du dir zum Überblick oder zur Verwendung ein Muster besorgen, z. B. von der Apothekerkammer.

Bewerbung

Neben persönlichen Kontakten und den Stellenanzeigen in verschiedenen Fachzeitschriften kannst du natürlich auch online nach Stellenangeboten suchen. Du kannst außerdem direkt bei den Landesapothekerkammern nachfragen – die haben häufig Listen mit offenen Stellen. Mit etwas Glück ergibt sich direkt eine freie Stelle aus deinem Praktischen Jahr. In der Regel reicht es aus, die Bewerbung zum Ende der Examenszeit zu verschicken. Die meisten Stellenausschreibungen werden erst kurz vor Freiwerden der Stelle veröffentlicht. Solltest du jedoch vorhaben, eine Promotion zu beginnen, musst du schon früher nach Stellen Ausschau halten.

Tatort Apotheke

Der Hauptanteil aller Absolventen sucht und findet nach wie vor den beruflichen Einstieg in den öffentlichen Apotheken. Waren früher die Apotheken noch verantwortlich für die Arzneimittelherstellung, so gleicht die Offizin (öffentliche Apotheke) heute einem kleinen Einzelhandel, dessen Hauptaufgabe die Abgabe von Arzneimitteln sowie die Beratung des Verbrauchers ist. Für die Offizin ist in der Regel keine besondere Qualifikation nötig. Als Dienstleistungseinrichtung des Gesundheitswesens verlangt sie jedoch von dir ein gewandtes Auftreten und Kontaktfähigkeit. Wichtig ist auch, dass du die Bereitschaft und Fähigkeit besitzt, wissenschaftliche Sachverhalte dem Kunden gegenüber in einfache Worte zu fassen. Ein introvertierter Wissenschaftler wäre hier fehl am Platz.

Fühlst du dich zu mehr berufen, besteht die Möglichkeit einer **Apotheken-leitung**. Unabdingbare Qualifikationen sind hier:
– Strategisches und unternehmerisches Denken
– Führungsqualifikationen
– Kenntnisse und Interesse in den Bereichen Betriebswirtschaft und Apothekenmanagement
– Eigeninitiative und Zielstrebigkeit

Option Selbstständigkeit

Als approbierter Apotheker hast du die rechtliche Befugnis, eine eigene Apotheke zu eröffnen, auch wenn das sicher nicht der erste Schritt in Richtung Berufsstart ist. Aufgrund der Tatsache, dass nicht wenige Apotheken mit der betriebswirtschaftlichen Rentabilität zu kämpfen haben, erscheint es sinnvoll, zuvor mindestens ein bis zwei Jahre im Angestelltenverhältnis zu arbeiten. Daneben sind Fort- und Weiterbildung in betriebswirtschaftlichen Grundlagen wertvoll. Eine Existenzgründung ist nicht von heute auf morgen getan. Eine genaue Marktanalyse sowie das Erstellen eines Geschäfts- und Finanzplans sind unabdingbar.

Krankenhausapotheke

In geringer Zahl finden Apotheker auch Beschäftigung in Krankenhausapotheken. Hier hat der Apotheker vor allem die Bevorratung und Belieferung der Stationen mit Medikamenten und Medizinprodukten sicherzustellen. Einen zunehmenden Stellenwert bekommt die pharmazeutische Betreuung mit dem Ziel, die Arzneimitteltherapie zu individualisieren und optimieren. Der Apotheker bildet hier die Schnittstelle zwischen Patient und Arzt. Für Positionen in Krankenhausapotheken wird meist erwartet, dass die Weiterbildung in Klinischer Pharmazie absolviert wird/wurde. Auch eine Promotion öffnet hier leichter Türen.

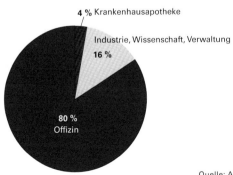

4 % Krankenhausapotheke

Industrie, Wissenschaft, Verwaltung
16 %

80 %
Offizin

Quelle: ABDA, Stand 2014

Arbeiten in der Industrie

Das Berufsbild des Apothekers ist im Wandel und der Ruf nach zunehmend nichtpharmazeutischen Qualifikationen wird immer lauter. Der „klassische Weg" führt nach dem Studium für viele zwar immer noch in die Apotheke. Auf der anderen Seite entscheiden sich zunehmend mehr Pharmazeuten für die vielfältigen Einsatz- und Entwicklungsmöglichkeiten in der Pharmaindustrie. Für Apotheker sind hier vor allem zwei Einsatzbereiche interessant: In der galenischen (technologischen) Entwicklung und in der Arzneimittelzulassung stehen Pharmazeuten fast konkurrenzlos da. In anderen Domänen wie der (Grundlagen-)Forschung, im Marketing oder dem Vertrieb gibt es hingegen Konkurrenz durch Chemiker, Biologen oder Mediziner. Eine Domäne der Pharmazeuten ist daher der Sektor Zulassung und Registrierung (Drug Regulatory Affairs). Hier werden auf der einen Seite breite pharmakologische Fachkenntnisse und auf der anderen Seite Marketingstrategien gefordert. Der Pharmazeut agiert also im Schnittfeld zwischen der Entwicklungs- und Marketingabteilung.

Ferner besetzen Pharmazeuten Stellen als „sachkundige Person", die für die Herstellung und Qualitätskontrolle eines Arzneimittels zuständig ist. Im Bereich der Arzneimittelherstellung werden Apotheker daher gerne gesehen. Eine wichtige Rolle spielt auch der sogenannte Stufenplanbeauftragte. Er ist laut Arzneimittelgesetz für die Anzeige von Arzneimittelrisiken zuständig. Für diese Funktion kommen gleichrangig Ärzte in Betracht, die dafür wie die Apotheker über eine zweijährige Berufserfahrung verfügen müssen. Interessante Perspektiven gibt es auch in der Arzneimittelinformation. Jedes Unternehmen muss für seine Arzneimittel entsprechend qualifizierte Personen als Informationsbeauftragte benennen. Hier geht es von der Gestaltung des Beipackzettels bis hin zum Prospektmaterial um die Fähigkeit, allgemein verständliche Informationen über das Medikament zu erarbeiten. Noch recht vereinzelt trifft man Pharmazeuten im Bereich Marketing und Vertrieb an. Apotheker werden gerne in solchen Positionen beschäftigt, doch haben sich bislang nur die wenigsten für dieses Arbeitsfeld entschieden. In der pharmazeutischen Industrie haben Absolventen mit einer kurzen Ausbildungsdauer und guten Examensergebnissen sowie einer Promotion meist einen Vorteil. Erleichtert wird der Einstieg zudem durch die Absolvierung eines Teils des Praktischen Jahres in der Industrie.

Für alle pharmazeutischen Tätigkeitsfelder wird die ständige Bereitschaft zur Fortbildung unabdingbar sein. Das nächste Kapitel soll dir helfen, dich im Fort- und Weiterbildungsdschungel zurechtzufinden.

ZUSAMMENFASSUNG

Ausblick auf die Tätigkeit als Apotheker

Berufsstart
Der Berufsstart bedeutet nicht nur die Suche nach der geeigneten Stelle, sondern auch ein großes Stück Selbstorganisation. Exmatrikulation, Approbation und eine Krankenversicherung müssen her. Daneben ist es wichtig, sich Gedanken über die Stellensuche und die Anforderungen an ein Bewerbungsgespräch zu machen. Ebenso wichtig ist, die Richtung deiner beruflichen Zukunft zu überdenken und dich mit Fragen nach Weiterbildung und Zusatzqualifikationen auseinanderzusetzen.

Bewerbungsgespräch
Deine Examensnote ist hier nicht allein ausschlaggebend. Viel wichtiger ist, welchen persönlichen Eindruck du von dir im Bewerbungsgespräch vermittelst. Eine gute Vorbereitung erhöht nicht nur deine Chancen, sondern dient auch dazu, genaue Informationen zu deiner Tätigkeit, dem Gehalt und dem Betriebsklima zu erhalten.

Tätigkeitsfeld Apotheke
Der klassische Weg führt für den Großteil der Pharmazeuten in die Apotheke. Du brauchst dafür keine speziellen Qualifikationen und die Stellenlage ist recht gut. Kontaktfreudigkeit und Kommunikationsfreude im Umgang mit dem Kunden sind essentiell. Möglichkeiten zur Weiterentwicklung bestehen in der Leitung einer Filialapotheke oder der Selbstständigkeit mit einer eigenen Apotheke.

Tätigkeitsfeld Industrie
Pharmazeuten sind besonders in der Qualitätssicherung, galenischen Entwicklung und Arzneimittelzulassung sehr gefragt. Eine Promotion wird in der Industrie gerne gesehen, ist aber nicht unbedingte Voraussetzung. Zunehmend werden auch Stellen im Marketing, Vertrieb und der Forschung für Pharmazeuten interessanter.

Weiterbildungen

Großes Chaos nach dem Studium

Weiterbildung ja, nein, vielleicht, was, wie und wo? Das Thema Weiterbildung wirft viele Fragen auf, weil es weder im Studium noch im PJ ausreichend behandelt wird. Meistens besteht ein Mangel an Informationen. Das wollen wir nun ändern und etwas Ordnung in das Chaos bringen.

Als Erstes dazu eine begriffliche Definition:

Fortbildung

Unter Fortbildung versteht man die ständige Auffrischung und Anpassung des Wissens an die laufende Entwicklung. Die im Studium erworbenen Kenntnisse, Fertigkeiten und Fähigkeiten werden keinesfalls ausreichen, um in einem durchschnittlich dreißig- bis vierzigjährigen Berufsleben zu bestehen. Eine Fortbildung führt daher nicht zu einer zusätzlichen Qualifikation, sondern nur zur Wissensaktualisierung. Sie gilt damit als grundsätzliche ethische Verpflichtung aller Heilberufe, also auch für Apotheker. Der Begriff „lebenslanges Lernen" soll dich nicht abschrecken, sondern nur verdeutlichen, wie wichtig es für deine berufliche Laufbahn sein wird, dein Wissen immer wieder auf den neuesten Stand zu bringen.

Weiterbildung

Eine zusätzliche Spezialisierung oder Qualifizierung kannst du durch eine Weiterbildung erwerben. Sie berechtigt oft zu einem weiteren Titel wie Fachapotheker, dem Doktor-/Diplom- oder MA-Titel und kann nach der Approbation entweder berufsbegleitend oder in Vollzeit erfolgen.

Eine der gängigsten Weiterbildungen ist die zum Fachapotheker. Analog zu den Weiterbildungsmöglichkeiten für Ärzte, die zu einer Fachqualifikation führen, gibt es für Apotheker die Möglichkeit, einen Fachapotheker zu machen. Auch hierfür gibt es eine übergeordnete Regelung: Die Bundesapothekerkammer hat eine Musterweiterbildungsordnung verfasst, um eine bundesweit möglichst einheitliche Weiterbildungsgrundlage für die Landesapothekerkammern zu schaffen. In ihr sind auch Durchführungsempfehlungen zu den verschiedenen Weiterbildungen festgehalten und die Weiterbildungsinhalte grob skizziert.

Apotheker können sich in folgenden Gebieten weiterbilden:
– Allgemeinpharmazie
– Klinische Pharmazie
– Pharmazeutische Technologie
– Pharmazeutische Analytik
– Arzneimittelinformation
– Toxikologie und Ökologie
– Theoretische und praktische Ausbildung
– Klinische Chemie
– Öffentliches Gesundheitswesen

Ergänzend oder alternativ zu einem Fachapotheker kann eine Zusatzbezeichnung erworben werden. Möglich sind:
1. Prävention und Gesundheitsförderung
2. Ernährungsberatung
3. Naturheilverfahren und Homöopathie
4. Onkologische Pharmazie
5. Geriatrische Pharmazie

Die Weiterbildung dauert in der Regel drei Jahre und darf nur unter Anleitung eines hierzu ermächtigten Apothekers an einer zugelassenen Weiterbildungsstätte stattfinden. Im Bereich der Krankenhausapotheke wird der Fachapotheker „Klinische Pharmazie" weitestgehend vorausgesetzt. In anderen Tätigkeitsfeldern spielen Gebietsbezeichnung und Zusatzqualifikationen eine eher untergeordnete Rolle. Die Weiterbildung erfolgt sowohl theoretisch als auch praktisch. Derzeit werden 120 Seminarstunden innerhalb der Weiterbildungszeit verlangt, die von der Apothekerkammer angeboten werden. Zudem wird in allen Weiterbildungsgebieten eine Projektarbeit gefordert. Am Ende musst du eine Prüfung bestehen, in der die während der Weiterbildung neu erworbenen Kenntnisse abgefragt werden.
Bei Fragen zum Thema Weiterbildung – von der Anmeldung über den Ablauf bis zur Prüfung – helfen dir die zuständige Apothekerkammer und die Weiterbildungsakademie der Bundesapothekerkammer.

Die weite Welt der Masters

Der Master „Drug Regulatory Affairs " ist in der pharmazeutischen Industrie sehr gefragt und erleichtert den Berufseinstieg außerordentlich. Hegst du Ambitionen, später mal eine leitende Funktion in der Industrie wahrzunehmen, so wirst du in Konkurrenz mit anderen Naturwissenschaftlern wie z. B. Chemikern oder Biologen stehen. Nach Änderungen des Arznei-mittelgesetzes in den letzten Jahren dürfen Positionen, die vorher als reine pharmazeutische Domänen galten, wie etwa „Leiter der Herstellung" oder „Leiter der Qualitätskontrolle", nun auch von nicht-pharmazeutischem Personal besetzt werden.

Mit einer Weiterbildung etwa durch diesen Master kannst du deine Chancen aber verbessern. Der an der mathematisch-naturwissenschaftlichen Fakultät in Bonn angesiedelte Aufbau-Studiengang dauert zwölf Monate. Davon sind sechs Monate als Praktikum im Bereich „Drug Regulatory Affairs" zu absolvieren. Als interdisziplinär ausgerichteter Studiengang beschäftigt er sich mit pharmazeutischem Wissen, Rechtswissenschaften und medizinischem Wissen. Es sollen gezielt Kenntnisse über chemische, pharmazeutische, toxikologische und klinische Inhalte einer Zulassungsdokumentation vermittelt werden. Daneben stehen Qualitätssicherung, -management und Pharmarecht auf dem Programm. Die Module werden teils auf Englisch und teils auf Deutsch abgehalten.

Würdest du gerne in Bereichen tätig werden, in denen auch wirtschaftliche Kompetenzen gefragt sind, wie bei Krankenkassen, Versicherungen, Krankenhäusern oder in der pharmazeutischen Industrie, dann lohnt sich ein betriebswirtschaftlich geprägter Aufbaustudiengang. Hier gibt es z. B. den Master in „Health Care Management", den das Institute of Management and Technology in Stuttgart anbietet, oder das Teilzeitstudium „Consumer Health Care" der HU Berlin. Im Mittelpunkt stehen bei diesen Studiengängen betriebswirtschaftliche und gesundheitsökonomische Inhalte. Bist du weniger an betriebswirtschaftlichen Studiengängen interessiert, dann könnte stattdessen der Master in „Pharmaceutical Medicine" der Universität Duisburg-Essen etwas für dich sein. Ziel dieses Masters ist es, Qualifikationen in der Erforschung, Entwicklung und Überwachung von Arzneimitteln zu erwerben. Absolventen können beispielsweise Beraterposten bei Arzneimittelherstellern oder in Gesundheitsministerien übernehmen. Wie du siehst, gibt es diverse Möglichkeiten zur Weiterbildung. Dennoch ist genau abzuwägen, welche Weiterbildung sinnvoll erscheint. Nicht unerheblich ist dabei die Frage nach Kosten und Nutzen. Neben rein fachlicher Qualifikation sind auch soziale Kompetenzen von hoher Bedeutung. Eigenschaften wie Mobilität, Zielstrebigkeit, Kreativität, Kommunikationsbereitschaft und Teamfähigkeit können besonders wichtig sein, wenn du dich als Apotheker aus deinem Fachgebiet herausbewegen willst.

Behältst du nach dem Studium ein offenes Ohr für Fort- und oder Weiterbildung, dann nützt das nicht nur deiner „Karriere" und den Menschen, die von deinem Wissen profitieren, sondern erweitert auch deine eigenen Fertigkeiten und hält dir Chancen für berufliche Veränderungen offen.

Das Pharmazie-Diplom

Das Diplom verliert zunehmend an Bedeutung, weil es gegenüber der Weiterbildung zum Fachapotheker oder einer Promotion einen geringeren Stellenwert hat. Dennoch soll es an dieser Stelle kurz erwähnt werden.

Mit einem Diplom kannst du bereits nach dem Zweiten Staatsexamen beginnen. Es ist im Rahmen eines Aufbaustudienganges nur an einigen Universitäten möglich (z. B. Jena, Tübingen, Greifswald, Bonn und Freiburg). Es kann – muss aber nicht – in Verbindung mit dem Praktischen Jahr erfolgen. Beide sind in der Regel voneinander unabhängig und es müssen die jeweiligen Regeln beachtet werden. Viele Universitäten bieten das Diplom jedoch im Rahmen des Praktischen Jahres an. Der Ablauf des Diplomverfahrens sieht in etwa wie folgt aus:

1. Mitarbeit an einem Forschungsprojekt
2. Anfertigung einer Diplomarbeit
3. Kolloquium

Für die praktische Arbeit und das Anfertigen der Diplomarbeit stehen dir neun Monate zur Verfügung, von denen du dir oftmals sechs Monate auf das Praktische Jahr anrechnen lassen kannst. Es ist aber auch nach dem Praktischen Jahr möglich. Wichtig ist, dass du während deiner Diplomarbeit immatrikuliert sein musst. Spielst du mit dem Gedanken, eine Promotion zu beginnen, dann bietet dir die Diplomarbeit eine gute Möglichkeit, „Promotionsluft" zu schnuppern und erste Erfahrungen in der Forschung zu sammeln.

ZUSAMMENFASSUNG
Weiterbildungen

Fortbildung
Eine Fortbildung dient der Wissensaktualisierung und ist besonders, in einer ständig fortschreitenden Wissenschaft wie der Pharmazie, von großer Bedeutung. Du wirst in deiner Berufslaufbahn nicht um Fortbildungen herumkommen.

Weiterbildung
Mit einer Weiterbildung erlangst du eine Zusatzqualifikation wie etwa den Fachapotheker. Diese Spezialisierung ist in neun Bereichen der Pharmazie möglich. Daneben kann auch eine Zusatzbezeichnung etwa in Ernährungsberatung erworben werden. Für die Krankenhausapotheke ist ein Fachapotheker in Klinischer Pharmazie fast unerlässlich.

Die weite Welt der Masters
Für die pharmazeutische Industrie eignet sich ein Master in Drug Regulatory Affairs. Aber auch betriebswirtschaftlich geprägte Aufbaustudiengänge (z. B. Health Care Management oder Consumer Health Care) können eine sinnvolle Ergänzung zum Pharmaziestudium darstellen.

Pharmazie-Diplom
Ein Diplom kann nach dem Zweiten Staatsexamen begonnen werden und dauert in der Regel ein bis zwei Semester. Der Beginn ist auch während des Praktischen Jahres möglich. Die Diplomarbeit bietet eine gute Möglichkeit, die Arbeit in der Forschung kennenzulernen.

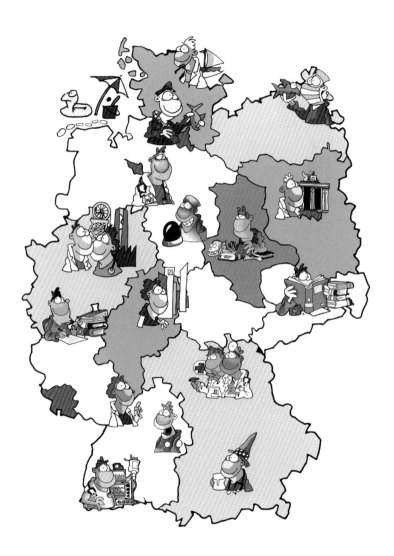

Uni-Städte

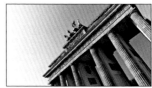

©istockphoto

Berlin

Universität
Freie Universität Berlin

Adresse

Institut für Pharmazie
Königin-Luise-Straße 2+4
14195 Berlin

Tel. 030 83853270
Fax 030 83853854
E-Mail: cwittig@zedat.fu-berlin.de

Einwohnerzahl: 3.420.000
Gesamtzahl Studenten: ca. 28.750
Zulassungszahl je Semester: 65

Pharmaziestudenten: ca. 1100
Studienbeginn: WiSe und SoSe

Dekanat

Takustraße 3
Raum 11.11
14195 Berlin

Tel. 030 83853562
Fax 030 83854248
E-Mail: fb-bcp@fu-berlin.de

Studienberatung

Prof. Dr. Petra Knaus
Königin-Luise-Straße 2+4
14195 Berlin

Tel. 030 83852938

Fachschaft

Institut der Pharmazie
Königin-Luise-Straße 2+4
14195 Berlin-Dahlem
Web: www.pharmazie-berlin.de

Tel. 030 83853269
E-Mail: info@pharmazie-berlin.de

BAföG-Amt

Studentenwerk Berlin
Behrenstraße 40/41
10117 Berlin

Tel. 030 9393970

STUDENTENMEINUNG

Was gefällt den Studenten an Berlin?

„Hauptstadt: Hier gibt es einfach alles!", „multikulturelle Vielfalt", „gute Wohnungssituation", „großes kulturelles Angebot", „super Nachtleben"

Was gefällt den Studenten nicht?

„Verkehr, Lärm, Luftverschmutzung", „wirtschaftlicher und sozialer Abwärtstrend", „zufällig jemanden treffen passiert so gut wie nie", „manchmal zu viel Ablenkung"

Freizeittipps

„Berliner Clubs sind super!", „für jeden Geschmack ist etwas dabei!", „die Stadt mit dem Fahrrad erobern", „im Sommer an einem der vielen Seen faulenzen", „Boot leihen und durch die Stadt schippern"

Bonn

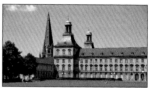

©istockphoto

Universität
Rheinische Friedrich-Wilhelms-
Universität Bonn

Adresse
Fachgruppe Pharmazie
An der Immenburg 4, 53121 Bonn
E-Mail: fachgruppe.pharm@uni-bonn.de
Web: www.pharma.uni-bonn.de

Tel. 0228 732698

Einwohnerzahl: 300.000
Gesamtzahl Studenten: ca. 32.500
Zulassungszahl je Semester: 90

Pharmaziestudenten: ca. 1000
Studienbeginn: WiSe, SoSe

Dekanat
Leitende Dekanatsangestellte: Frau A. Stuart
Wegelerstraße 10, 53115 Bonn
E-Mail: dekan@iam.uni-bonn.de

Tel. 0228 73-2233/-2245
Fax 0228 733892

Studienberatung
Dr. Marcus A. Hubert
An der Immenburg 4
53121 Bonn

Tel. 0228 732845
E-Mail: hubert@uni-bonn.de

Fachschaft
An der Immenburg 4
53121 Bonn

Tel. 0228 735245
E-Mail: FSPharmazie@uni-bonn.de

BAföG-Amt
Amt für Ausbildungsförderung
Nassestraße 11
53113 Bonn

Tel. 0228 737171
Fax 0228 737180
E-Mail: bafoeg@stw-bonn.de

STUDENTENMEINUNG

Was gefällt den Studenten an Bonn?

„schöne Stadt, alte Gebäude, viele Parks", „Spazieren am Rhein", „tolle Museumsmeile und viele Kulturveranstaltungen", „man trifft überall Bekannte", „gemütlich und nah an Köln"

Was gefällt den Studenten nicht?

„hoher Mietspiegel, alles sehr teuer", „man kennt fast jeden", „teilweise schlechte Verkehrsanbindungen"

Freizeittipps

„im Sommer im Hofgarten an der Uni oder an der Rheinaue sitzen", „eines der vielen Museen besuchen", „viele Konzerte", „zum Feiern rüber nach Köln fahren"

Braunschweig

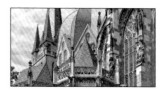

©istockphoto

Universität
Technische Universität Braunschweig

Adresse
Pharmaziezentrum
Mendelsssohnstraße 1
38106 Braunschweig

Tel. 0531 3912750
Web:www.tu-braunschweig.de

Einwohnerzahl: 250.000
Gesamtzahl Studenten: ca. 32.500
Zulassungszahl je Semester: 90

Pharmaziestudenten: ca. 800
Studienbeginn: WiSe und SoSe

Dekanat
Prof. Dr. Heike Bunjes
Institut für Pharmazeutische Technologie
Mendelssohnstraße 1
Tel. 0531 391 5657

Studienberatung
Akad. Oberrat Dr. J. Grünefeld
Institut für Medizinische und Pharmazeutische Chemie
Beethovenstraße 55, Raum 407
38106 Braunschweig
Tel. 0531-391-2748

Fachschaft
Mendelssohnstraße 1
38106 Braunschweig
Web: www.fgapo.tu-bs.de

Tel. 0531 391733 9
E-Mail: fgpharmazie@tu-bs.de

BAföG-Amt
Nordstraße 11
38106 Braunschweig

Tel. 0531 3914902

STUDENTENMEINUNG

Was gefällt den Studenten an Braunschweig?

„historische Altstadt mit urigen Kneipen", „alles schnell mit dem Rad erreichbar", „sehr vielfältiges Sportangebot", „viele Parks zum chillen", „alles sehr zentral im Pharmazie-Zentrum"

Was gefällt den Studenten nicht?

„das Nachtleben ist etwas öde", „ kein Kneipenviertel", „der Bahnhof ist äußerst hässlich"

Freizeittipps

„den Rathaus-Turm besteigen", „einen Spaziergang an den Ufern der Oker mit einem Besuch der Okerterassen", „den Burgplatz mit seinem Dom und der Burg Dankwarderode besichtigen"

Düsseldorf

©istockphoto

Universität
Heinrich-Heine-Universität Düsseldorf

Adresse
Gebäude 26.22
Universitätsstraße 1
40225 Düsseldorf

Tel. 0211 8114220 (Sekretariat)
Fax 0211 8114251

Einwohnerzahl: 590.000
Gesamtzahl Studenten: ca.26.000
Zulassungszahl je Semester: 67

Pharmaziestudenten: ca. 500
Studienbeginn: WiSe und SoSe

Dekanat
Dekanat Mathematisch-Naturwissenschaftliche Fakultät
Gebäude 25.32, Etage 0
Universitätsstraße 1
40225 Düsseldorf

Tel. 0211 8112193
E-Mail: dekan@mnf.uni-duesseldorf.de

Studienberatung
Prof. Dr. Claus Paßreiter
Universitätsstraße 1, Gebäude 26.23, Etage/Raum 00.29
40225 Düsseldorf
Tel. 0211 8114172

Fachschaft
Fachschaft Pharmazie
Gebäude 26.31
Universitätsstraße 1
40225 Düsseldorf

Tel. 0211 8112516
Web:www.uni-duesseldorf.de

BAföG-Amt
Studentenwerk Düsseldorf
Amt für Ausbildungsförderung,
Gebäude 21.12, Ebene 01
Universitätsstraße 1, 40225 Düsseldorf
E-Mail: bafoeg@studentenwerk-duesseldorf.de
Web: www.studentenwerk-duesseldorf.de

Tel. 0211 8113381

STUDENTENMEINUNG

Was gefällt den Studenten an Düsseldorf?

„die Altstadt direkt am Rhein", „super zum Shoppen", „Großstadt-Feeling, keine reine Uni-Stadt", „sehr gute Anbindung an umliegende Städte", „Nachtleben und man bekommt jederzeit was zu essen"

Was gefällt den Studenten nicht?

„teilweise sehr versnobbte Leute", „man kommt nach 23 Uhr schlecht von der Uni in die Stadt", „Uni relativ weit draußen", „teuer"

Freizeittipps

„durch die Altstadt-Kneipen ziehen", „Beach Clubs im Sommer", „tolle Ausstellungen im K20 und anderen Museen", „Relaxen am Unterbacher See oder am Rhein", „Botanischer Garten"

Erlangen-Nürnberg

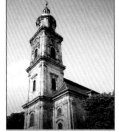

©istockphoto

Universität
Friedrich-Alexander-Universität

Adresse
Friedrich-Alexander-Universität
Erlangen-Nürnberg
Schlossplatz 4
91054 Erlangen
Tel. 09131 850   Fax 09131 8522131
Web: www.uni-erlangen.de

Einwohnerzahl: 100.000   Pharmaziestudenten: ca. 300
Gesamtzahl Studenten: ca. 26.000   Studienbeginn: WiSe
Zulassungszahl je Semester: 131

Dekanat
Dekan der Naturwissenschaftlichen Fakultät
Universitätsstraße 40   Tel. 09131 8522747
91054 Erlangen   Fax 09131 8523038
E-Mail: frank.duzaar@fau.de

Studienberatung
Dr. Stefanie Karosi
Schuhstraße 19, Raum 3.011   Tel. 09131 8522584
91054 Erlangen   E-Mail: stefanie.karosi@fau.de

Fachschaft
Fachschaft Pharmazie und Lebensmittelchemie
Schuhstraße 19, 91052 Erlangen
Web: www.fachschaft-pharmazie.de

BAföG-Amt
Amt für Ausbildungsförderung   Tel. 09131 89170
Hofmannstraße 27, 91052 Erlangen

STUDENTENMEINUNG

Was gefällt den Studenten an Erlangen?

„direkte Nähe zu Nürnberg", „viele Bars und Kneipen, in die man gehen kann", „der Schlosspark", „kurze Wege, überschaubar"

Was gefällt den Studenten nicht?

„kein Semesterticket", „sehr hohe Mieten und Wohnungsmangel", „wenig kulturelles Angebot in Erlangen selbst", „Fahrraddiebstahl scheint Volkssport zu sein"

Freizeittipps

„Traditions-Studentendisko Zirkel", „Faulenzen im Schlosspark", „verlängertes Wochenende in der Fränkischen Schweiz machen", „Freeclimbing, Wandern, Kajak, Höhlenforschung", „umliegende Badeseen"

Frankfurt am Main

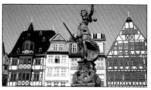

©istockphoto

Universität
Johann Wolfgang von Goethe-Universität

Adresse
Goethe-Universität Frankfurt am Main
Senckenberganlage 31
60325 Frankfurt/Main

Tel. 069 7980
Web: www.uni-frankfurt.de

Einwohnerzahl: 680.000
Gesamtzahl Studenten: ca. 35.000
Zulassungszahl je Semester: 89

Pharmaziestudenten: ca. 800
Studienbeginn: WiSe, SoSe

Dekanat
Dekanat des Fachbereichs Biochemie, Chemie und Pharmazie
Max-von-Laue-Straße 9
60438 Frankfurt/Main
Gebäude N101; Zimmer 1.12
E-Mail: dekanatFB14@uni-frankfurt.de

Tel. 069 79829545
Fax 069 79829546

Studienberatung
Prof. Dr. Theodor Dingermann
Max-von-Laue-Straße 9, Zimmer 306
60438 Frankfurt/Main
E-Mail: Dingermann@em.uni-frankfurt.de

Tel. 069 79829650

Fachschaft
Fachschaft Pharmazie
Max-von-Laue-Straße 9
60438 Frankfurt/Main
Raum N260 3.03
E-Mail: email@fachschaft-pharmazie-frankfurt.de

Tel. 069 79829549
Web: www.fspharma.de

BAföG-Amt

Studentenwerk Frankfurt/Mai

Amt für Ausbildungsförderung

Bockenheimer Landstraße 133

60325 Frankfurt/Main

E-Mail: info@studentenwerkfrankfurt.de

Web: www.studentenwerkfrankfurt.de

STUDENTENMEINUNG

Was gefällt den Studenten an Frankfurt?

„Hochhäuser, mondänes Flair", „gut ausgebautes Verkehrsnetz", „man findet sehr schnell einen Nebenjob", „romantisches Mainufer", „gute Studentenpartys", „kulturelle Vielfalt"

Was gefällt den Studenten nicht?

„alles ist teuer und auf schick gemacht", „wenig Studentenleben, viele Anzugträger", „Smog, hohe Mietkosten und in manchen Stadtteilen alleine nachts nicht ganz sicher"

Freizeittipps

„Partys im KOMM", „günstige Uni-Sport-Kurse", „Abhängen im Palmengarten", „einfach an den Main legen und faulenzen", „in die Alte Oper oder eines der Museen gehen"

Freiburg im Breisgau

©istockphoto

Universität
Albert-Ludwigs-Universität Freiburg

Adresse
Albert-Ludwigs-Universität Freiburg
Fahnenbergplatz   Tel. 0761 2030
79085 Freiburg   Fax 0761 2034369
Web: www.uni-freiburg.de

Einwohnerzahl: 224.000   Pharmaziestudenten: ca. 450
Gesamtzahl Studenten: ca. 21.000 Studienbeginn: WiSe
Zulassungszahl je Semester: 90

Dekanat
Hebelstraße 27   Tel. 0761 2035977
79085 Freiburg   Fax 0761 2035978
Sprechzeiten: Mo–Do 9–11 Uhr

Studienberatung
Prof. Dr. Thorsten Friedrich
Albertstraße 21, Chemie-Hochhaus Tel. 0761 2036060
79104 Freiburg
E-Mail: Thorsten.Friedrich@ocbc.uni-freiburg.de

Fachschaft
Fachschaft Pharmazie
Hermann-Heder-Straße 9   Tel. 0761 2034910
79104 Freiburg

BAföG-Amt
Studentenwerk Freiburg
- Förderungsabteilung -   Tel. 0761 2101200
Schreiberstraße 12–16   Fax 0761 2101201
79098 Freiburg   Web: www.swfr.de

STUDENTENMEINUNG

Was gefällt den Studenten an Freiburg?

„schöne Stadt, gutes Wetter, hoher Freizeitwert", „tolle Outdoor-Möglichkeiten", „man kann gut und recht günstig ausgehen", „viele Angebote für Studenten", „familiäre Atmosphäre"

Was gefällt den Studenten nicht?

„hohe Mietpreise und wenig Wohnungen", „andere Großstädte sind weit weg", „auf Dauer etwas provinziell"

Freizeittipps

„Skifahren auf dem Feldberg", „Ausflugsziele Dreisam und Schauinsland", „Mountainbiken, Wandern, in die Schweiz fahren", „Vergünstigungen für Kino, Kneipen, Theater etc. nutzen"

Greifswald

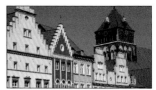

©istockphoto

Universität
Ernst-Moritz-Arndt-Universität Greifswald

Adresse
Ernst-Moritz-Arndt-Universität Greifswald
Domstraße 11   Tel. 03834 860
17489 Greifswald   Web: www.uni-greifswald.de

Einwohnerzahl: 54.000   Pharmaziestudenten: ca. 380
Gesamtzahl Studenten: ca. 11.500   Studienbeginn: WiSe und SoSe
Zulassungszahl je Semester: 73

Dekanat
Ernst-Moritz-Arndt-Universität
Institut für Pharmazie   Tel. 03834 864821
Friedrich-Ludwig-Jahn-Straße 17   Fax 03834 864802
17489 Greifswald   E-Mail: pharmazie@uni-greifswald.de
Web: www.mnf.uni-greifswald.de/institute/institut-fuer-pharmazie.html

Studienberatung
PD Dr. Gregor Radau   Tel. 03834 864836
Friedrich-Ludwig-Jahn-Straße 17   Fax 03834 864802
E-Mail: radau@uni-greifswald.de

Fachschaft
Fachschaft Pharmazie   Web: www.pharmazie-hgw.de

BAföG-Amt
Studentenwerk Greifswald
Amt für Ausbildungsförderung   Tel. 03834 861740
Am Schießwall 1–4   Fax 03834 861755
17489 Greifswald
E-Mail: bafoeg@studentenwerk-greifswald.de
Web: www.studentenwerk-greifswald.de

STUDENTENMEINUNG

Was gefällt den Studenten an Greifswald?

„Uni steht im städtischen Mittelpunkt", „Stadt liegt nah am Meer", „man kennt sich, auch Studenten aus anderen Fachrichtungen", „im Sommer genial, man kann am Strand lernen"

Was gefällt den Studenten nicht?

„abgelegen, Großstädte zu weit entfernt", „mäßige Anbindung", „zu kleine Mensa bei steigenden Studentenzahlen"

Freizeittipps

„schöne Strandausflüge nach Rügen oder Usedom, billiger Segelschein", „nette Bars, Kneipen und Cocktailbars", „der Strand in Lubmin", „Sonnenuntergang am Hafen"

Halle-Wittenberg

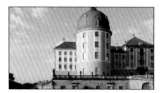

©istockphoto

Universität
Martin-Luther-Universität Halle

Adresse
Martin-Luther-Universität Halle-Wittenberg
06099 Halle (Saale)　　　　　Tel. 0345 5520
Web: www.uni-halle.de　　　　Fax 0345 5527077

Einwohnerzahl: 231.000　　　　Pharmaziestudenten: ca. 600
Gesamtzahl Studenten: ca. 20.400　Studienbeginn: WiSe
Zulassungszahl je Semester: 170

Dekanat
Institut für Pharmazie
Wolfgang-Langenbeck-Straße 4
06120 Halle (Saale)
Web: www.pharmazie.uni-halle.de/

Studienberatung
PD Dr. habil. Andreas Hilgeroth　　Tel. 0345 5525168
Raum 204
Wolfgang-Langenbeck-Straße 4　　Fax 0345 5527207
06120 Halle (Saale)
E-Mail: andreas.hilgeroth@pharmazie.uni-halle.de

Fachschaft
Fachschaft Pharmazie, MLU Halle-Wittenberg
Wolfgang-Langenbeck-Straße 4　　Tel. 0345 5525207
06120 Halle (Saale)　　　　　　　Fax 0345 5527336
E-Mail: fachschaft@pharmazie.uni-halle.de

BAföG-Amt
Studentenwerk Halle
Wolfgang-Langenbeck-Straße 5　　Tel. 0345 6847200
Postfach 11 05 41, 06019 Halle (Saale)
Web: www.studentenwerk-halle.de

STUDENTENMEINUNG

Was gefällt den Studenten an Halle?

*„sehr enge Beziehungen unter den Studenten", „bezahlbares Wohnen",
„alles zu Fuß erreichbar", „ausgeprägte Kneipenkultur"*

Was gefällt den Studenten nicht?

*„Bausubstanz der Häuser", „viele junge Leute gehen weg, da es kaum Arbeit
gibt", „die unschönen Neubaugebiete", „Fakultäten sind sehr verstreut"*

Freizeittipps

*„Peißnitz-Insel: grillen, sonnen, Konzerte", „Tretbootfahren auf der Saale",
„Seen in der Umgebung", „Sonnenuntergang vom Turbinefelsen ansehen",
„Bergzoo, Stadtpark"*

Hamburg

©istockphoto

Universität
Universität Hamburg

Adresse
Universität Hamburg
Mittelweg 177
20148 Hamburg
Web: www.uni-hamburg.de

Tel. 040 428380
Fax 040 428386594

Einwohnerzahl: 1.750.000
Gesamtzahl Studenten: ca. 40.500
Zulassungszahl je Semester: 70

Pharmaziestudenten: ca. 400
Studienbeginn: WiSe

Dekanat
Institut für Pharmazie
Bundesstraße 45, 20146 Hamburg

Tel. 040 428383470
Fax 040 428386573

Studienberatung
Dr. Thomas Lemcke
E-Mail: Lemcke@chemie.uni-hamburg.de

Tel. 040 428383471

Fachschaft
Fachschaft Pharmazie
Web: www.chemie.uni-hamburg.de/pha/fachschaft/
E-Mail: pharmaschaft@hotmail.com

BAföG-Amt
Amt für Ausbildungsförderung (BAföG-Amt)
Name A–L
Grindelallee 9
20146 Hamburg
E-Mail: bafoeg@studierendenwerk-hamburg.de

Tel. 040 42815
Fax 040 419026126

Amt für Ausbildungsförderung (BAföG-Amt)
Name M–Z
Nagelsweg 39
20097 Hamburg

Tel. 040 42815
Fax 040 419026126

STUDENTENMEINUNG

Was gefällt den Studenten an Hamburg?

„Großstadt-Feeling, hier ist immer was los", „das kulturelle Angebot ist riesig", „viele Facetten", „ideal zum Shoppen"

Was gefällt den Studenten nicht?

„im Vergleich zu anderen Unistädten zu anonym", „Mieten sind teilweise unverschämt", „das Hamburger Schmuddelwetter", „die weiten Strecken und die überfüllten Busse"

Freizeittipps

„Elbstrand im Sommer", „Ausgehen auf der Reeperbahn oder im Schanzenviertel", „Joggen um die Alster", „sich in den Planten&Bloomen-Park setzen", „abends an den Hafen setzen"

Heidelberg

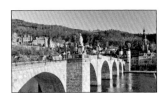

©istockphoto

Universität
Ruprecht-Karls-Universität Heidelberg

Adresse
Grabengasse 1
69117 Heidelberg
Web: www.uni-heidelberg.de

Tel. 06221 54-2315/-2316
Fax 06221 542147

Einwohnerzahl: 150.000
Gesamtzahl Studenten: ca. 30.800
Zulassungszahl je Semester: 45

Pharmaziestudenten: ca. 450
Studienbeginn: WiSe

Dekanat
Prof. Dr. G. Fricker, Universität Heidelberg
Institut für Pharmazie und Molekulare Biotechnologie
Im Neuenheimer Feld 364
69120 Heidelberg

Studienberatung
Dr. Walter Kramer, Institut für Pharmazie und Molekulare Biotechnologie
Im Neuenheimer Feld 364
69120 Heidelberg

Fachschaft
Fachschaft Pharmazie
Im Neuenheimer Feld 346
69120 Heidelberg
2. Stock (Raum 204)

E-Mail: fs_pharmazie@web.de

BAföG-Amt
Studentenwerk Heidelberg
Marstallhof 1
69117 Heidelberg
Web: www.studentenwerk.uni-heidelberg.de

Tel. 06221 545404
Fax 06221 543524
E-Mail: foe@stw.uni-heidelberg.de

STUDENTENMEINUNG

Was gefällt den Studenten an Heidelberg?

„super viele junge Leute, viele Studis", „wunderschöne Stadt am Neckar mit altem Schloss", „typische Unistadt mit Charme", „idyllisch und international zugleich"

Was gefällt den Studenten nicht?

„die Touristenströme", „sehr hohe Mietpreise", „ab 3 Uhr nachts ist wegen Sperrstunde nichts mehr los", „wenig Ausgehmöglichkeiten"

Freizeittipps

„Neckarwiesen", „der Schwimmbad-Musikclub", „die Kultkneipe Großer Mohr", „zum Königsstuhl mit der Bergbahn hochfahren oder wandern", „in umliegende Großstädte fahren"

Jena

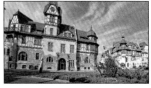

©istockphoto

Universität
Friedrich-Schiller-Universität Jena

Adresse
Friedrich-Schiller-Universität Jena
Fürstengraben 1   Tel. 03641 9300
07737 Jena   Fax 03641 931682
Web: www.uni-jena.de

Einwohnerzahl: 107.000   Pharmaziestudenten: ca. 330
Gesamtzahl Studenten: ca. 19.600   Studienbeginn: WiSe
Zulassungszahl je Semester: 78

Dekanat
Friedrich-Schiller-Universität Jena
Institut für Pharmazie   Tel. 03641 949800
Philosophenweg 14   Fax 03641 949802
07743 Jena

Studienberatung
Prof. Dr. Dagmar Fischer
Otto-Schott-Straße 41   Tel. 03641 949941
07745 Jena   Fax 03641 949942

Fachschaft
Fachschaft Pharmazie
Philosophenweg 14
07743 Jena
E-Mail: fsr.pharmazie@uni-jena.de
Web: www1.uni-jena.de/FSR_Pharmazie/

BAföG-Amt
Studentenwerk Thüringen
Amt für Ausbildungsförderung (BAföG)
Am Planetarium 4
07743 Jena
Web: www.stw-thueringen.de

STUDENTENMEINUNG

Was gefällt den Studenten an Jena?

„man kennt jeden, viele Studipartys", „viele junge Leute", „große Auswahl an Biergärten und Kneipen", „kurze Wege, idyllische Lage", „überschaubare Größe"

Was gefällt den Studenten nicht?

„manchmal recht provinziell", „Wohnungen in guter Lage eher teuer", „in den Semesterferien ausgestorben", „abends und nachts sehr eingeschränkter Busverkehr"

Freizeittipps

„die Kneipenmeile Wagnergasse", „Grillen und Faulenzen im Paradies-Park", „Wanderung zu den sieben Wundern von Jena", „nach Weimar fahren", „Tour entlang der Saale"

Kiel

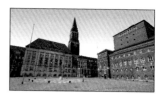

©istockphoto

Universität
Christian-Albrechts-Universität Kiel

Adresse
Christian-Albrechts-Universität zu Kiel
Christian-Albrechts-Platz 4
24118 Kiel
Web: www.uni-kiel.de

Tel. 0431 88000
Fax 0431 8802072

Einwohnerzahl: 240.000
Gesamtzahl Studenten: ca. 24.200
Zulassungszahl je Semester: 56 SoSe und 58 WiSe

Pharmaziestudenten: ca. 500
Studienbeginn: WiSe und SoSe

Dekanat
Christian-Albrechts-Universität Kiel
Institut für Pharmazie
Gutenbergstraße 76
24118 Kiel

Web: www.pharmazie.uni-kiel.de

Studienberatung
Dr. Ilka Kaltefleiter
Gutenbergstraße 76
24118 Kiel
E-Mail: ikaltefleiter@pharmazie.uni-kiel.de

Tel. 0431 8805308

Fachschaft Pharmazie
Fachschaft Pharmazie
Gutenbergstraße 76
24118 Kiel

Tel. 0431 8801149
E-Mail: tekielafs@gmx.de

BAföG-Amt
Studentenwerk Schleswig-Holstein
Studentenhaus
Westring 385
24118 Kiel

STUDENTENMEINUNG

Was gefällt den Studenten an Kiel?

„Stadt liegt direkt am Meer", „viele Sportmöglichkeiten", „Strand mit dem Fahrrad erreichbar", „viel Grün und gute Radwege"

Was gefällt den Studenten nicht?

„Stadt an sich ist nicht schön", „Nachtleben ist übersichtlich", „das Wetter", „am Wochenende wenig los, viele Studenten fahren heim"

Freizeittipps

„an den Strand fahren und relaxen", „Segeln, Surfen, Schwimmen", „Sportkurse der Uni sind alle super", „in der Bergstraße feiern", „im Schrevenpark grillen", „nach Hamburg fahren"

Leipzig

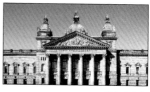

©istockphoto

Universität
Universität Leipzig

Adresse
Universität Leipzig
Ritterstraße 26
04109 Leipzig

Tel. 0341 97108
Web:www.uni-leipzig.de

Einwohnerzahl: 520.800
Gesamtzahl Studenten: ca. 28.200
Zulassungszahl je Semester: 49

Pharmaziestudenten: ca. 200
Studienbeginn: WiSe

Dekanat
Institut für Pharmazie
Brüderstraße 34
04103 Leipzig

Tel. 0341 9736800
Fax 0341 9736889

Studienberatung
Prof. Dr. Detlef Briel

E-Mail: briel@uni-leipzig.de

Fachschaft
Fachschaft Biowissenschaften und Pharmazie
Talstraße 33
04103 Leipzig
E-Mail: Leipzigfsrbio@googlemail.com
Web: www.fsr-biopharm.de

BAföG-Amt
Studentenwerk Leipzig
Postfach 100 928
04009 Leipzig

Tel. 0341 96595
Fax 0341 22529824

Sitz: Goethestraße 6, 04109 Leipzig
E-Mail: info@studentenwerk-leipzig.de

STUDENTENMEINUNG

Was gefällt den Studenten an Leipzig?

*„die günstigen Mieten", „reges Nachtleben, viele Bars, Kneipen und Clubs",
„Häuser werden liebevoll restauriert", „einzigartige Kulturlandschaft",
„richtige Studentenstadt"*

Was gefällt den Studenten nicht?

*„die vielen Baustellen", „Umgebung ist nicht so interessant", „keine
schönen Außenbezirke"*

Freizeittipps

*„viele Konzerte und Partys im Conne Island", „Kultladen Ilses Erika",
„Kneipentour durchs Barfußgässchen", „Cospudener See", „super Zoo",
„Moritzbastei"*

Mainz

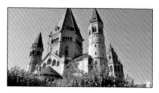

Universität
Johannes Gutenberg-Universität Mainz

©istockphoto

Adresse
Johannes Gutenberg-Universität Mainz
Saarstraße 21
55122 Mainz

Tel. 06131 390
Web:www.uni-mainz.de

Einwohnerzahl: 202.700
Gesamtzahl Studenten: ca. 37.000
Zulassungszahl je Semester: 44 im SoSe, 45 im WiSe

Pharmaziestudenten: ca. 550
Studienbeginn: WiSe und SoSe

Dekanant
Institut für Pharmazie und Biochemie
Gebäude 2411
Staudinger Weg 5
55128 Mainz
Web: www.pharmazie.uni-mainz.de

Tel. 06131 3925706
Fax 06131 3923779

Studienberatung
Dr. Werner Kiefer
Staudingerweg 5, Raum 03 222
55128 Mainz

Tel: 06131 3923061
E-Mail: wkiefer@uni-mainz.de

Fachschaft
Fachschaft Pharmazie
Staudinger Weg 5
55099 Mainz

Tel. 06131 3925201
Fax 06131 3925589

BAföG-Amt
Johannes Gutenberg-Universität Mainz
Förderungsabteilung
Forum universitatis, Eingang 6, 1. OG
55122 Mainz

STUDENTENMEINUNG

Was gefällt den Studenten an Mainz?

„man kann jeden Abend ausgehen, viele Feste", „sehr schöne Innenstadt", „super Bahnverbindungen", „gute Mischung aus städtisch und ländlich", „Lage am Rhein"

Was gefällt den Studenten nicht?

„sehr teure Mieten", „lästiger Fluglärm", „viele verschmutzte Straßen"

Freizeittipps

„Grillen am Rheinufer", „Studipartys im Kuz", „an den Rheinstrand legen", „nach Frankfurt fahren", „ins Museum gehen", „Weinberge und Ausflüge nach Bacharach, Bingen oder auf Burgen"

Marburg

©istockphoto

Universität
Philipps-Universität Marburg

Adresse
Philipps-Universität Marburg
Biegenstraße 10
35032 Marburg
Web: www.uni-marburg.de

Tel. 06421 2820
Fax 06421 2822500

Einwohnerzahl: 80.656
Gesamtzahl Studenten: ca. 19.000
Zulassungszahl je Semester: 150 im WiSe, 100 im SoSe

Pharmaziestudenten: ca. 700
Studienbeginn: WiSe und SoSe

Dekanat
FB 16–Pharmazie
Wilhelm-Roser-Straße 2
35037 Marburg
E-Mail: dekanat.pharmazie@staff.uni-marburg.de

Tel. 06421 2825891
Fax 06421 2825815

Studienberatung
Prof. Dr. Martin Schlitzer
Ketzerbach 63, Raum 11, EG
35037 Marburg
E-Mail: martin.schlitzer@staff.uni-marburg.de

Tel. 06421 2825698

Fachschaft
Fachschaft Pharmazie Marburg
Ketzerbach 63
35037 Marburg
E-Mail: fachschaft.pharmazie@students.uni-marburg.de
Web: www.fachschaft-pharmazie-marburg.de

BAföG-Amt
Studentenwerk Marburg
Erlenring 5, 35037 Marburg

Tel. 06421 2960
Fax 06421 296223

STUDENTENMEINUNG

Was gefällt den Studenten an Marburg?

„sehr überschaubare und studentisch geprägte Stadt", „schöne Innenstadt, alles gut erreichbar", „das Schloss und die vielen Kneipen", „tolles Flair", „viel Natur"

Was gefällt den Studenten nicht?

„hohe Mietpreise", „Verkehrsanbindung ist nicht gut", „in den Ferien ist nicht viel los", „die Stadt kriegt definitiv zu viel Regen ab", „Uni ist über die ganze Stadt verteilt"

Freizeittipps

„an die Lahn zum Joggen, Grillen, Sonnen", „Wasserskifahren auf dem Niederweimarer See", „mit dem Aufzug in die Oberstadt", „die Kneipen ansteuern", „Shopping in der Altstadt"

München

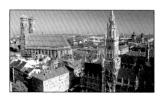

©istockphoto

Universität
Ludwig-Maximilians-Universität München

Adresse
Ludwig-Maximilians-Universität München

Geschwister-Scholl-Platz 1   Tel. 089 21800

80539 München   Web: www.uni-muenchen.de

Einwohnerzahl: 1.364.000   Pharmaziestudenten: ca. 700

Gesamtzahl Studenten: ca. 47.000   Studienbeginn: WiSe und SoSe

Zulassungszahl je Semester: 105 im WiSe, 88 im SoSe

Dekanat
Fakultät Chemie und Pharmazie

Butenandtstraße 5–13   Tel. 089 218077000

81377 München   Fax 089 218077002

E-Mail: dekanat@cup.uni-muenchen.de

Web: www.cup.uni-muenchen.de

Studienberatung
Prof. Dr. Franz Paintner

Butenandtstraße 5–13   Tel. 089 218077198

Haus B, Raum B4.093

81377 München

E-Mail: franz.paintner@cup.uni-muenchen.de

Fachschaft
Fachschaft Pharmazie LMU München

Butenandtstraße 5–13

Haus C0.022, 81377 München

E-Mail: info@fs-pharmazie.de

Web: www.fach-pharm.cup.uni-muenchen.de

BAföG-Amt

Helene-Mayer-Ring 9, Raum h4,

U3 Olympiazentrum

Tel. 089 35713530

Sprechzeiten: Mo, Di, Mi 9–13 Uhr und 14–16 Uhr

Do 9–13 Uhr und 15–18 Uhr

(nur allgemeine Fragen zum BAföG)

E-Mail: beratung-m@bafoeg-bayern.de

Web: www.studentenwerk-muenchen.de/finanzierung/bafoeg

STUDENTENMEINUNG

Was gefällt den Studenten an München?

„super zum Ausgehen, viele Clubs, Bars, Kneipen, Biergärten", „enorme Ermäßigungen für Studenten in Kultureinrichtungen", „hoher Freizeitwert", „riesiges Sportangebot, auch an der Uni"

Was gefällt den Studenten nicht?

„die unverschämt hohen Mieten", „öffentliche Verkehrsmittel sind teuer und nachts fährt kaum noch etwas", „das Verkehrschaos", „viele konservative Leute", „etwas chaotisch"

Freizeittipps

„Faulenzen im Englischen Garten", „Kneipen im Glockenbachviertel", „Baden und Grillen an der Isar", „in die nahen Alpen fahren", „Oper und Theater zu Studentenpreisen"

Münster

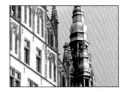

©istockphoto

Universität
Westfälische Wilhelms-Universität Münster

Adresse
Universität Münster
Schlossplatz 2   Tel. 0251 830
48149 Münster   Fax 0251 8332090
E-Mail: verwaltung@uni-muenster.de

Einwohnerzahl: ca. 280.000   Pharmaziestudenten: ca. 650
Gesamtzahl Studenten: ca. 39.000   Studienbeginn: WiSe und SoSe
Zulassungszahl je Semester: 80 im WiSe, 72 im SoSe

Dekanat
Fachbereich Chemie und Pharmazie
Heisenbergstraße 2, Raum 105   Tel. 0251 8333013
48149 Münster   Fax 0251 8333303
E-Mail: dekancp@uni-münster.de

Studienberatung
Prof. Dr. Klaus Müller
Hittorfstraße 58–62   Tel. 0251 8333324
48149 Münster

Fachschaft
Corrensstraße 48, 48149 Münster   Tel. 0251 8333309
E-Mail: zmkfs@uni-muenster.de   Web: www.uni-muenster.de

BAföG-Amt
Studentenwerk Münster
Amt für Ausbildungsförderung
Postfach 7629, 48041 Münster
E-Mail: bafoeg@studentenwerk-muenster.de
Web: www.studentenwerk-muenster.de

STUDENTENMEINUNG

Was gefällt den Studenten an Münster?

„eine richtige Studentenstadt", „viele Grünflächen", „sehr fahrradfreundlich", „zentrale Lage, gute Verkehrsanbindung", „viele Kneipen"

Was gefällt den Studenten nicht?

„teilweise zu kleinstädtisch", „viele Fahrraddiebe", „etwas konservativ", „es regnet eigentlich immer"

Freizeittipps

„aalen am Aasee", „Shopping in der City", „Radfahren", „die Bars und Kneipen in der Stadt", „die Luna Bar"

Regensburg

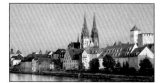

©istockphoto

Universität
Universität Regensburg

Adresse
Universität Regensburg
Universitätsstraße 31
93053 Regensburg
Web: www.uni-regensburg.de

Tel. 0941 94301
E-Mail: kontakt@uni-regensburg.de

Einwohnerzahl: 135.520
Gesamtzahl Studenten: ca. 18.000
Zulassungszahl je Semester: 140

Pharmaziestudenten: ca. 400
Studienbeginn: WiSe

Dekanat
Sekretariat
Universitätsstraße 31
93053 Regensburg
Gebäude Chemie u. Pharmazie, Raum CH 03.1.83

Tel. 0941 9432557
Fax 0941 9434275

Studienberatung
Thomas Dang-Lieu
Gebäude Chemie, Raum 14.1.28
E-Mail: thomas.dang-lieu@chemie.uni-regensburg.de

Tel. 0941 9434900

Fachschaft
Universitätsstraße 31
93053 Regensburg
Raum CH 33.0.88
Geöffnet: Mo, Mi, Do von 12–12.30 Uhr
E-Mail: fachschaft.pharmazie@chemie.uni-regensburg.de

Tel. 0941 9434558

BAföG-Amt
Studentenwerk Niederbayern/Oberpfalz
Amt für Ausbildungsförderung
Albertus-Magnus-Straße 4
93053 Regensburg

Tel. 0941 9432209
Fax 0941 9431938
E-Mail: uni-r@bafoeg-bayern.de

STUDENTENMEINUNG

Was gefällt den Studenten an Regensburg?

„vielleicht die schönste Altstadt Deutschlands", „viele Möglichkeiten, abends wegzugehen", „angeblich größte Kneipendichte des Landes", „gute Shoppingstadt"

Was gefällt den Studenten nicht?

„öffentliches Verkehrsnetz könnte besser sein", „zu wenig Parkplätze", „die Pflastersteine"

Freizeittipps

„Donauradweg zur Walhalla", „Grillen auf der Jahn-Insel", „Kneitinger Biergarten", „das Karwendelhaus besuchen"

Saarbrücken

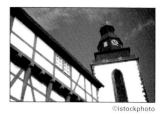
©istockphoto

Universität
Universität des Saarlandes

Adresse
Universität Saarbrücken
Campus Center   Tel. 0681 3020
Postfach 15 11 50   Web: www.uni-saarland.de
66123 Saarland
E-Mail: postzentrale@uniw.uni-saarland.de.de

Einwohnerzahl: 176.000   Pharmaziestudenten: ca. 250
Gesamtzahl Studenten: 18.100   Studienbeginn: WiSe und SoSe
Zulassungszahl je Semester: 32

Dekanat
Universität des Saarlandes
Dekanat der Naturwissenschaftlich-Technischen Fakultät III
Campus, Geb. C4.3   Tel. 0681 3023400
66123 Saarbrücken
E-Mail: geschaeftsfuehrung8@mx.uni-saarland.de

Studienberatung
Dr. Michael Ring
Campus Saarbrücken   Tel. 0681 3023480
Geb. C2 2 Raum 29   E-Mail: m.ring@mx.uni-saarland.de

Fachschaft
Fachschaft Pharmazie   Tel. 0681 3023493
Campus C2 2, 66123 Saarbrücken
E-Mail: fspharma.uni.sb@googlemail.com

BAföG-Amt
Amt für Ausbildungsförderung   Tel. 0681 3024992
Campus Saarbrücken Gebäude D4 1 Fax 0681 3024993
E-Mail: bafoeg-amt@studentenwerk-saarland.de
Web: www.studentenwerk-saarland.de/de/student-finances

STUDENTENMEINUNG

Was gefällt den Studenten an Saarbrücken?

„sehr international", „französische Boulangeries", „Nähe zu Frankreich", „alles sehr persönlich", „es besteht die Möglichkeit das Diplom zu erwerben", „Campus-Uni"

Was gefällt den Studenten nicht?

„ Uni liegt außerhalb", „ schwieriger Dialekt für Nicht-Saarländer"

Freizeittipps

„Filmvestival Max Ophül Preis", „Schwenken essen", „Besichtigung der Völklinger Hütte", „Spaziergang an der Saar"

Tübingen

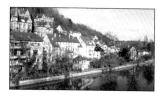

©istockphoto

Universität
Eberhard Karls Universität Tübingen

Adresse
Eberhard Karls Universität Tübingen
Geschwister-Scholl-Platz
72074 Tübingen
E-Mail: info@uni-tuebingen.de

Tel. 07071 290
Fax 07071 295990

Einwohnerzahl: 88.358
Gesamtzahl Studenten: ca. 24.000
Zulassungszahl je Semester: 140

Pharmaziestudenten: ca. 550
Studienbeginn: WiSe

Dekanat
Fachbereich Pharmazie
Auf der Morgenstelle 8 (B-Bau)
72076 Tübingen

Tel. 07071 2978795
Fax 07071 292476

Studienberatung
Prof. Dr. Frank Boeckler
Auf der Morgenstelle 8
72076 Tübingen
E-Mail: Frank.Boeckler@uni-tuebingen.de

Tel. 07071 2974567
Fax 07071 295637

Fachschaft
Fachschaft Pharmazie
Auf der Morgenstelle 8
72076 Tübingen
E-Mail: info@pharmazie-tu.de
Web: www.pharmazie-tu.de

BAföG-Amt

Studentenwerk Tübingen-Hohenheim

Amt für Ausbildungsförderung

Wilhelmstraße 15

72074 Tübingen

Karlstraße 11

72072 Tübingen   Tel. 07071 750110

E-Mail: bafoeg@sw-tuebingen-hohenheim.de Fax 07071 7501159

STUDENTENMEINUNG

Was gefällt den Studenten an Tübingen?

„idyllische Studentenstadt", „gemütlich, aber nicht lethargisch", „gute Ausgehmöglichkeiten", „gutes Busnetz", „tolle Altstadt"

Was gefällt den Studenten nicht?

„kein richtiges Kaufhaus", „sehr hohe Mietpreise", „in den Semesterferien so gut wie ausgestorben", „viele Einbahnstraßen"

Freizeittipps

„Stocherkahnfahren", „guter Unisport", „gute Kinos", „nette Kneipen, abends auf dem Marktplatz sitzen", „schöne Fahrradtouren"

Würzburg

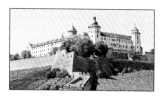

©istockphoto

Universität
Julius-Maximilians-Universität

Adresse
Sanderring 2
97070 Würzburg

Tel. 0931 310
Fax 0931 312600

Einwohnerzahl: 133.799
Gesamtzahl Studenten: ca. 22.036
Zulassungszahl je Semester: 45

Pharmaziestudenten: ca. 360
Studienbeginn: WiSe und SoSe

Dekanat
Institut für Pharmazie und Lebensmittelchemie
Am Hubland
97074 Würzburg

Tel. 0931 3185462
Fax 0931 3185494

Studienberatung
Dr. Sascha Zügner
Am Hubland
97074 Würzburg

Tel. 0931 3185470
Fax 0931 3184608

E-Mail: studienberatung@pharmazie.uni-wuerzburg.de

Fachschaft
Fachschaft Pharmazie
Zentralgebäude Chemie, Raum 025
Am Hubland
97070 Würzburg

Tel. 0931 3188812

E-Mail: fachschaft.pharmazie@uni-wuerzburg.de
Web: www.fachschaft.pharmazie.uni-wuerzburg.de

BAföG-Amt
Studentenwerk Würzburg
Amt für Ausbildungsförderung
Am Studentenhaus
97072 Würzburg

Tel. 0931 80050
Fax 0931 8005412

E-Mail: wuerzburg@bafoeg-bayern.de

STUDENTENMEINUNG

Was gefällt den Studenten an Würzburg?

„Schön in den Bergen gelegen", „tolle historische Altstadt", „romantisches Flair am Main", „überschaubar, aber nicht zu klein", „Mietpreise gehen noch"

Was gefällt den Studenten nicht?

„Uni ist verstreut", „zum Radfahren recht bergig", „Parkplatzmangel", „etwas konservativ"

Freizeittipps

„Faulenzen im Ringpark oder auf den Mainwiesen", „Bootsfahrt nach Veits-höchheim", „das Nautiland", „Weinberge in Grombühl", „durch die Bars der Stadt ziehen", „Wandern in der Mainschleife"

Index